Ki-Running & Power Walking

Ki-Running maakt je lichaam sterk en je geest positief!
Hans Peter Roel

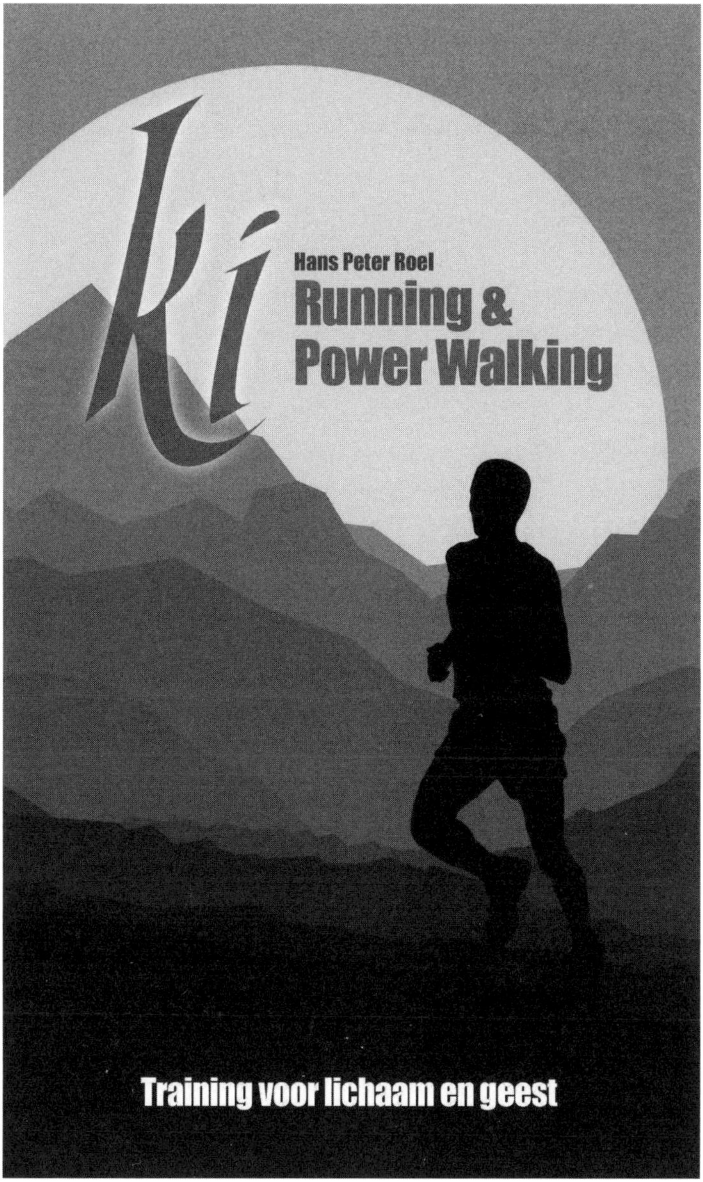

www.kirunning.nl

Colofon

Omslagontwerp: Looney2

Eerste druk mei 2017
ISBN: 9789079677337
NUR: 450

Een uitgave van:
Uitgeverij N.E.X.T. Company BV te Baarn

info@nextcompany.nl

www.kirunning.nl
www.facebook/kiboek
www.kicentrum.nl
www.nextcompany.nl

www.nextcompany.nl
info@nextcompany.nl

Inhoudsopgave

Ieder doel is bereikbaar, als je leert door te zetten, zonder op te geven.

Inleiding

Wat is Ki-Running?

Leven in de huidige tijd kent veel uitdagingen. We hebben teveel stress, bewegen te weinig, voeden onszelf op een verkeerde manier en we zitten te lang op een stoel. Hoewel we weten dat het niet goed is voor ons systeem, worden we toch meegevoerd in de hectiek van alledag. Wie herkent dit niet? De vraag is dan ook; hoe voorkom je dat je in deze 'knotsgekke' maatschappij vastloopt?

Met slechts een kwartiertje per dag investeren in jezelf gaat Ki-Running je daarbij helpen. Ki-Running gaat verder dan weer een nieuwe hardlooptechniek. Ki-Running is een dagelijkse training voor zowel lichaam als geest. Het doel van
Ki-Running is om je lichaam sterk en energiek te maken, maar ook om een positief ingestelde geest te creëren. Dat maakt Ki-Running uniek en superkrachtig in je leven. Het resultaat is een gezond, energiek lichaam en een positieve, open geest.

Ki-Running helpt je bij een betere lifestyle met als vaste onderdelen: beweging, houding, ademhaling, puur voedsel, energieker en weerstand tegen spanning en stress.

Ki-Running bestaat uit *de dagelijkse Ki-mile,* die je maar een kwartier tijd per dag kost en je fysieke en mentale gezondheid een boost geeft.

Met Power Walken bereik je hetzelfde resultaat

Hardlopen is niet voor iedereen geschikt. Om toch de voordelen van Ki-Running te kunnen realiseren, is het Power Walken ontwikkeld. De principes zijn hetzelfde, alleen het tempo ligt lager.

Wat is het verschil met traditioneel hardlopen?

Ki-Running combineert westerse bewegingsleer met oosterse wijsheid en dat levert een ongekend sterke combinatie op.

Het traditionele hardlopen richt zich op de fysieke prestatie. Bij Ki-Running wordt niet alleen je lichaam getraind, maar ook je geest met als doel deze positiever te maken.

Wat zijn de verschillen tussen traditioneel hardlopen en Ki-Running?

Traditioneel hardlopen	Ki-Running
Gericht op hardlopen	Gericht op ontspanning
Niet dagelijks	Elke dag
Grote afstanden	De Engelse mile
Gericht op body	Gericht op body en geest
Focus op spierkracht	Focus op Ki (levensenergie)
Gericht op prestatie	Gericht op de Ki-flow
Opgedragen schema's	Zelf vorm bepalen
Meer is beter	Minder is beter
Inspanning	Ontspanning
Lange hersteltijd	Nauwelijks blessures

De voordelen van hardlopen zijn gecombineerd met de voordelen van Ki

Ki-Running combineert de voordelen van hardlopen met de voordelen van Ki. De dagelijkse Ki-mile maakt je fysiek en mentaal sterk. Ki-Running levert je de volgende concrete voordelen op:

- Fysiek en mentaal ben je sterker en meer in balans;
- Je bent beter bestand tegen spanning en stress;
- Je voelt je energieker en bent meer in flow;
- Je hebt minder kans op welvaartsziekten, zoals diabetes 2 en hart- en vaatziekten;
- Je bent scherper van geest en kalm;
- Je ontwikkelt een gezonder voedingspatroon en verliest overgewicht;
- Je ontwikkelt een diepe en krachtige ademhaling;
- Je creëert een positievere geest en hebt meer plezier.

Ki-Running betekent concreet elke dag de *Ki-mile* hardlopen. Deze *Ki-mile*, die een kwartier tijd kost, zorgt dat er hormonen vrijkomen, die je een goed gevoel geven. Het kwartier hardlopen is direct ook 'me-time'. Dat betekent dat je deze tijd helemaal voor jezelf vrijmaakt. In slechts een kwartier per dag realiseer je veel voordelen op het gebied van gezondheid en fysieke en mentale kracht. Wie wil dat nu niet!

Wat zijn de elementen van Ki-Running?

De drie basiselementen van Ki-Running zijn:

1. Een correcte basishouding;
2. Een natuurlijke looptechniek;
3. Het opwekken van een Ki-flow (energie) in je lichaam.

Niet voor niets zijn dit juist de elementen van Ki-Running. Veel mensen hebben een ingezakte houding, waardoor ze niet in hun kracht staan en spier- en gewrichtsproblemen krijgen.

Ki-Running leert je om een correcte lichaamshouding te ontwikkelen, waardoor je sterk en krachtig bent en daar ook elk moment van de dag plezier aan beleeft.

Het tweede element van Ki-Running is de natuurlijke looptechniek. Deze gaat je helpen om lichtvoetig en ontspannen de Ki-mile te lopen. Met de juiste looptechniek kost hardlopen nauwelijks energie en beweeg je soepel en lichtvoetig over het parcours. In het natuurlijke ritme van 180 beats per minuut kom je automatisch in flow en loop je zo de meest ontspannen Ki-mile ooit.

Het derde element van Ki-Running is de Ki-flow. Dit is een licht tintelend en warm gevoel in je lichaam, dat je oersterk maakt en energie geeft. Ki ontstaat door je lichaamsgewicht en aandacht in je Ki-punt in de onderbuik te plaatsen. Later in dit boek ga je alles over je Ki-punt leren. Het Ki-punt geeft je direct toegang tot een onbeperkte energiebron en is de basis van een Ki-flow.

De Ki-Runningmethode doet nog meer; het helpt je met de juiste ademhaling, het reduceren van stress en met het

Ki-Running oerdieet ontwikkel je een gezonder eetpatroon. De combinatie van meer bewegen en een gezondere voeding helpt je ook nog eens met het bereiken van een gezond gewicht. Kortom, met zoveel voordelen is het hoog tijd om met Ki-Running aan de slag te gaan.

Je ziet het pas, als je het doorhebt.
Johan Cruijff

Is Ki-Running iets voor jou?

Fysiek en mentaal gezond blijven

In onze hectische maatschappij, die steeds gejaagder en sneller wordt, zoeken we naar het antwoord op de vraag: hoe kan ik mentaal en fysiek gezond overeind blijven? Steeds meer (ook jonge) mensen krijgen te maken met stressgerelateerde klachten. Stress, overgewicht en spanning horen al net zo bij onze moderne maatschappij als fastfood en het veel te lang op een stoel zitten. Overmatig eten en te weinig bewegen zijn schadelijk, maar het grootste probleem in onze huidige maatschappij is toch de stress. Bijna een miljoen mensen hebben volgens recente onderzoeken burn outklachten en stress blijkt een reuzendoder te zijn. Vroeg of laat ga je eraan onderdoor. Dus zoeken we massaal naar een gemakkelijke methode, die ons in weinig tijd mentaal en fysiek sterk maakt. Veel mensen zijn gemotiveerd om een betere lifestyle te bewerkstelligen, maar het lukt hen niet deze ook vol te houden en zo vervallen ze weer snel in oude gewoonten.
Het antwoord is Ki-Running. Deze hardlooptechniek bestaat uit *de dagelijkse Ki-mile,* die je maar een kwartiertje per dag kost en je mentaal en fysiek sterk en gezond maakt.

Ki-Running komt niet vanuit het niets

Met Ki-Running kun je de kracht van ontspannenheid leren en ontdek je een ongekende flow in je lijf. Al vijfentwintig jaar werk ik met de levensenergie Ki. Ik heb er vele boeken over geschreven en vele duizenden mensen hebben inmiddels de Ki-workshop gevolgd. In de workshops leer ik hen de kracht van ontspannenheid. Als je je Ki-kracht hebt gevonden, zijn de resultaten enorm; armen lijken van staal en niet meer te buigen. Mensen die in hun Ki-kracht staan, zijn niet om te duwen of op te tillen. Je Ki-kracht is onwaarschijnlijk sterk en zorgt dat je het hardlopen ongekend lang kan volhouden. Je hoofd wordt rustig, je gedachten zijn helder en je hebt toegang tot een grote innerlijke kracht. Deze staat van ontspannenheid wordt Ki-flow genoemd. Als je jezelf in Ki-flow brengt, ben je oersterk en daardoor voel je een continue kracht van positiviteit en energie in je lijf.

Het werkelijk ervaren van Ki-flow door je lichaam is verbazingwekkend. Om snel toegang tot je Ki te krijgen, zijn er vier eenvoudige Ki-principes ontwikkeld. Later in dit boek ga je hier meer over lezen.

De ervaring tijdens en na de workshops leert dat de deelnemers het soms toch lastig vinden om Ki (en daarmee de ontspanning) in hun dagelijkse leven tot een vast onderdeel te maken. De wil is er zeker, maar het lukt niet altijd om er een vaste gewoonte van te maken. Daarnaast kreeg ik steeds meer vragen hoe Ki kan worden toegepast bij het hardlopen. Dat is de hoofdreden om Ki-Running te ontwikkelen en dit boek te schrijven.

De dagelijkse Ki-mile maakt je energiek en sterk

Ki-Running is een hardloopmethode, die zowel het lichaam als de geest traint. In Nederland hebben we meer dan 2,5 miljoen hardlopers. Het hardlopen is een fantastische manier om geestelijk en lichamelijk gezond te blijven en de ontspannenheid en Ki-flow langdurig in je lichaam te borgen.

Daarbij is Ki-Running de hardloopmethode en is *de Ki-mile* de concrete dagelijkse uitvoering daarvan. Dit boek gaat je helpen deze dagelijkse Ki-mile in je leven in te passen. In de volgende hoofdstukken leer je hoe de Ki-mile werkt, wat Ki-Running is en hoe je op een eenvoudige en geheel ontspannen wijze kunt leren hardlopen. De principes van Ki-Running kun je bij iedere andere sport toepassen. De dagelijkse Ki-mile is ook een kwartiertje voor jezelf om je lichamelijk en geestelijk op te laden. Ieder mens heeft recht op tijd voor zichzelf en Ki-Running helpt je daarbij!

Voor wie is Ki-Running bedoeld:

Wie heeft er baat bij om dagelijks, (minimaal 5 dagen per week) de Ki-mile te volbrengen:

- Mensen die last hebben van stress en zich moeilijk kunnen ontspannen;
- Mensen die minimaal een kwartiertje per dag helemaal voor zichzelf willen vrijmaken;
- Mensen die zich fysiek en mentaal sterk willen voelen en dat ook willen vasthouden;
- Mensen die blijvend gewicht willen verliezen;
- Mensen die hun ademhaling willen leren vertragen en deze willen leren verdiepen;

- Mensen die de kracht van ontspanning willen leren kennen om zich zo krachtig en energiek te voelen.

Als het bovenstaande je aanspreekt, nodig ik je uit om door te lezen.

Laat je leven niet leiden door de dagelijkse problemen, maar geef ruimte aan je passie en dromen.

Waarom Ki-Running jou gaat helpen

Westerse bewegingsleer gecombineerd met oosterse wijsheid

Ki-Running is een hardlooptechniek die zowel het lichaam als de geest traint. Primair is Ki-Running bedoeld om te ontspannen en de Ki-flow tot stand te brengen. Om dit te realiseren, combineert Ki-Running oude oosterse wijsheid met moderne westerse bewegingswetenschappen. Om in de Ki-flow te geraken, moet je een specifieke wijze van hardlopen gaan leren, die de basis is van Ki-Running.
Wat zijn dan die oosterse wijsheden die aan de basis liggen van Ki-Running?

De zwaartekracht voor je laten werken

Vanuit de oosterse Ki-leer komt het principe dat je niet tegen een kracht ingaat, maar deze kracht voor je laat werken. Bij Ki-Running gebruik je de zwaartekracht door je vooruit te laten trekken en vecht je er niet tegen;

Hardlopen vanuit je centrum

Bij Ki-Running loop je vanuit je Ki-punt in je onderbuik. Hierdoor kun je ontspannen in een toestand van volledige flow hardlopen;

Stapje voor stapje naar een volmaakte loop

Ki-Running doe je dagelijks op een lage intensiteit, waardoor je volledig kunt werken aan je techniek. Het is de weg om uiteindelijk volledig ontspannen en in flow de dagelijkse Ki-mile te kunnen lopen. Niet forceren is daarbij een voorwaarde. Zo loop je stapje voor stapje naar een volmaakte loop.

Waarom Ki-Running?

Er zijn vele manieren om jezelf te ontspannen en zo tegenwicht te bieden aan stress. Denk maar eens aan yoga, tai chi of meditatie. Waarom zou je dan voor Ki-Running kiezen? Het antwoord is eenvoudig: hardlopen heeft de bijzondere eigenschap om tegelijkertijd lichaam en geest te kunnen trainen. Het fysieke voordeel van hardlopen, is duidelijk, maar minder bekend is dat je hardlopen uitstekend kunt inzetten om de geest te trainen. Hardlopen is voor sommigen zelfs effectiever dan meditatie, omdat hardlopen gemakkelijker is om vol te houden en je toch je gedachten voor even kunt stilzetten. De dagelijkse Ki-mile is opgezet om zowel de fysieke als ook de mentale kant van jezelf te trainen.

Voordelen van Ki-Running:

- Ki-Running helpt om stress te verminderen. Tijdens het hardlopen, produceer je de gelukshormonen endorfine en serotonine;
- Ki-Running is goed voor een ontspannen gevoel. Als je jezelf een kwartier richt op volledige ontspannenheid, heeft dat effect op de rest van je dag;
- Ontspannen (hard)lopen is volgens Amerikaans onderzoek net zo effectief en soms zelfs effectiever als het innemen van medicijnen tegen depressie;

- Ki-Running is brainpower! Onderzoek wijst uit dat structureel hardlopen bepaalde delen van de hersenen actiever maakt. Daarnaast gaat het dagelijks hardlopen de veroudering van onze hersencapaciteit tegen.
- Ki-Running versterkt je conditie, zodat je minder snel buiten adem bent;
- Ki-Running versterkt je spieren. Dat is goed nieuws, want er geldt *if you don't use it, you lose it;*
- Ki-Running verkleint de kans op welvaartsziekten als: diabetes 2, hart- en vaatziekten en kanker;
- Ki-Running zorgt voor ontspanning en dieper slapen;
- Ki-Running verbetert je libido. Verschillende studies hebben aangetoond dat regelmatig sporten goed is voor je seksleven;
- Ki-Running doe je in de buitenlucht, waarbij vitamine D3 wordt aangemaakt;
- Ki-Running is goedkoop en je kunt het overal doen.

Daarnaast zorgt Ki-Running voor de stimulering van een goede stofwisseling en voor je gezondheid. Een mens is gebouwd om te bewegen. Helaas zit de westerse mens veel te lang op zijn stoel en bewegen we te weinig, zodat we ons lichaam onvoldoende belasten. De dagelijkse Ki-mile duurt ongeveer 15 minuten per dag, maar geeft je voldoende beweging om de bovenstaande voordelen te realiseren. Je hoeft dus geen lange afstanden buiten adem te lopen. De Engelse mile van 1,6 kilometer is met de unieke Ki-looptechniek ruim voldoende beweging voor een dag.

Wat levert een sterke Ki-flow je op?

Ki is onze levensenergie die bij ontspanning maximaal stroomt in ons lijf. Uit jarenlange ervaring met Ki bij deelnemers die de Ki-training hebben gevolgd, is de onderstaande lijst met positieve effecten van Ki samengesteld. De genoemde voordelen zijn concrete ervaringen van mensen die een sterke continue Ki-flow in hun lichaam hebben.

De voordelen van een sterke Ki-flow zijn:

- Ki zorgt voor een continu ontspannen gevoel in je lijf;
- Ki geeft je toegang tot een extra energiebron;
- Ki geeft balans en zelfvertrouwen;
- Ki zorgt voor rust en een helder hoofd;
- Ki stimuleert een vitaal en een gezond leven;
- Ki helpt om onder grote druk toch rustig te blijven;
- Ki helpt met het verkrijgen van een rustige en diepe ademhaling;
- Ki zorgt voor een diepe slaap en geeft een uitgerust gevoel overdag;
- Ki heeft een stimulerend effect op de libido;
- Ki zorgt voor weerstand tegen stress;
- Ki zorgt voor toegang tot je oerkracht;
- Ki zorgt dat je meer leeft in het hier en nu.

De lijst is zeker indrukwekkend en naar mijn mening nog niet eens compleet.

Als je de voordelen van de ontspannenheid van Ki gaat combineren met de voordelen van een natuurlijke wijze hardlopen, ontstaat er een onwaarschijnlijk lange lijst aan voordelen, die je helpen in je dagelijkse leven. Dat is wat Ki-Running jou gaat opleveren.

De dagelijkse Ki-mile

De concrete uitvoering van Ki-Running is *de dagelijkse Ki-mile.*

Deze dagelijkse Ki-mile is gebaseerd op 3 principes:

1. Een stevige basishouding;
2. Het toepassen van de natuurlijke looptechniek;
3. Het opwekken van de Ki-flow en ontspanning.

Daarmee onderscheidt Ki-Running zich van de andere traditionele hardlooptechnieken, die vooral fysiek en op beweging gericht zijn.

(Hard)lopen is voor veel mensen hard werken, met zware schema's, waarbij ze vaak over hun grenzen gaan. De prestatiedrang, gecombineerd met een ingezakte houding en een verkeerde looptechniek zorgen dat het traditionele hardlopen hard werken is en snel tot blessures leidt. Bij hardloopwedstrijden lijkt het soms alsof er een aantal stoommachines komt langsgelopen. Dat kan ook anders; blessurevrij en ontspannen hardlopen is het uitgangspunt van Ki-Running.

De dagelijkse Ki-mile werkt dubbelop

Meer dan de helft van alle Nederlanders kampt met overgewicht. Elk pondje gaat door het mondje is een waarheid als een koe. Uit een wetenschappelijk onderzoek, dat werd gepubliceerd in *The Journal of Obesity,* werd aangetoond dat met dagelijks hardlopen het hormoon peptide YY wordt aangemaakt. Juist dit hormoon onderdrukt onze behoefte aan voedsel. Dat is de belangrijkste reden dat hardlopers slanker zijn en minder problemen met hun gewicht hebben. Door hardlopen krijg je dus minder hormonale trek.

Zo werkt hardlopen dubbelop om op een gezond gewicht te komen door aan de ene kant meer beweging te hebben (hogere calorieverbruik) en anderzijds minder te eten (lagere calorie-inname). Alle reden dus om de dagelijkse Kimile in je lifestyle in te bouwen.

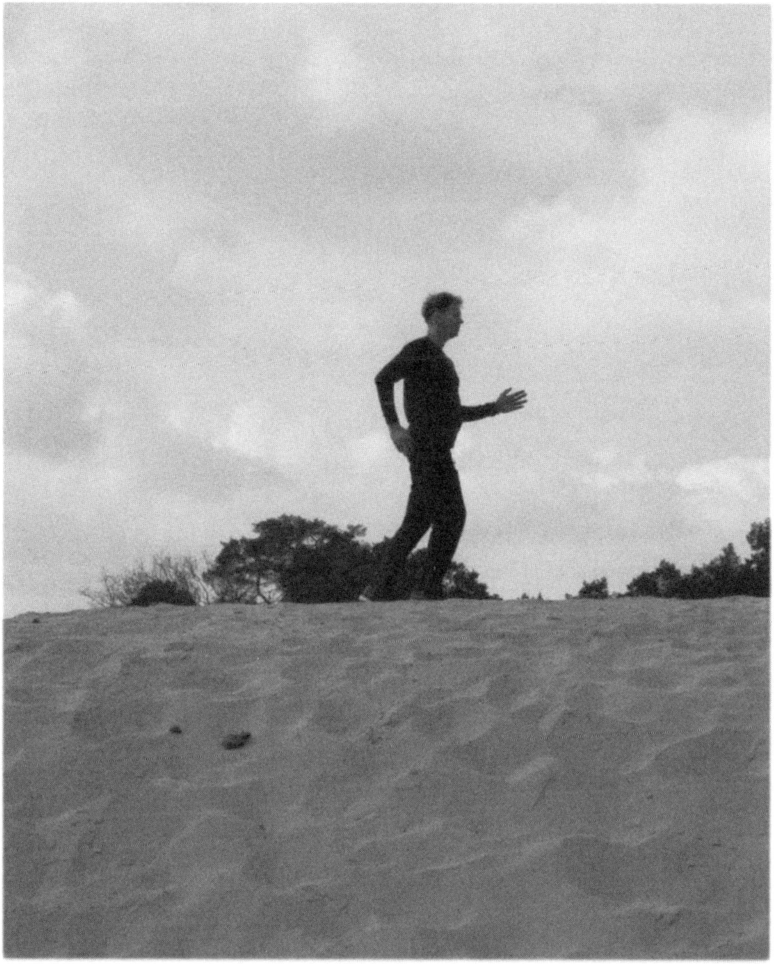

De natuurlijke looptechniek

1. Je lichaam is volledig ontspannen
2. Kantelen vanuit de enkels naar voren
3. Hoek van kantelen bepaalt de snelheid
4. Hielen optillen
5. Armen 90 graden, ellebogen op wieltjes
6. Knieën laag houden
7. Dansende loopfrequentie (180 beats p/m)
8. Voeten landen onder lichaam

Discipline is je grootste vriend en niet je vijand.

Wat is de dagelijkse Ki-mile?

Waarom zou je elke dag een mile gaan hardlopen?

Allereerst maar eens de vraag beantwoorden waarom je elke dag een Engelse mile (1.609 meter) zou gaan hardlopen. De meest belangrijke reden is dat je alle gecombineerde voordelen van 'Ki' en 'het hardlopen' direct ervaart. Daarnaast werkt er niets meer louterend voor de mens dan de discipline om elke dag iets vrijwillig te doen. Elke dag een mile hardlopen (op je eigen tempo) is voor iedereen vol te houden en past zelfs in het schema van de meest drukke mens. Het is een kwartier om je lichaam en geest te trainen en dus een kwartier helemaal van jou! Je gaat ervaren hoe krachtig discipline is en hoeveel plezier dat uiteindelijk oplevert.

De dagelijkse Ki-mile gaat verder dan hardlopen

De dagelijkse Ki-mile is bedoeld om elke dag in je Ki-flow te geraken. Door te lopen, train je de fysieke kant en zorg je voor voldoende beweging. Aan de andere kant zorgt de Ki-Running MP3 / Ki-Walking MP3 voor de mentale voeding van de dag. Zo krijg je niet alleen beweging voor je body, maar ook voeding voor je geest. Voordat je de Ki-mile tot in detail krijgt uitgelegd, volgen hieronder een paar belangrijke aandachtspunten.

De afstand: de Ki-mile is 1.609 meter

De Engelse mile is precies 1.609 meter (de afstand stamt al uit de Romeinse tijd). Het hardlopen van de Engelse mile heeft soms het probleem dat de precieze afstand moeilijk is te bepalen. Mocht je de afstanden niet precies kunnen uitmeten, zorg dan dat je vijftien minuten hardloopt. Dan heb je zeker de Engelse mile in afstand te pakken.

De kleding: zo eenvoudig mogelijk

De dagelijkse Ki-mile is zo opgezet dat iedereen deze kan uitvoeren. De kosten zijn een investering in een paar goedkope hardloopschoenen en in joggingkleding, die de meeste mensen wel ergens in de kast hebben liggen. Anders heb je een goede reden om in jezelf te investeren. Mocht je in de gelukkige omstandigheid zijn om dicht bij het strand of bos te wonen, dan kun je zelfs blootsvoets de Ki-mile lopen. De kick van de Ki-flow tezamen met een aards gevoel is een fantastische ervaring. Probeer het eens uit op een mooie, zonnige dag.

De tijdsperiode: 108 dagen programma

De Ki-mile gaat ervan uit dat je dagelijks hardloopt. Omdat je hele leven misschien wel erg lang lijkt, daag ik je uit om in ieder geval de komende 108 dagen elke dag de Ki-mile te rennen. Na de 108 dagen kun je het terugbrengen naar 5 keer per week. Het getal 108 komt uit het Boeddhisme. In het Boeddhisme wordt geleerd, dat als je een gewoonte in je dagelijkse leven wilt inpassen, je deze veranderende gewoonte 108 dagen achtereen moet volhouden. De eerste en belangrijkste uitdaging is dus om de komende 108 dagen (bijna 3,5 maand) elke dag een Ki-mile te lopen.

Let op: mocht je tijdens de 108 dagen de Ki-mile een dag overslaan, dan moet je geheel volgens de traditionele Boeddhistische leer weer op dag 1 van de 108 dagen beginnen om zo de Ki-mile alsnog in je systeem te krijgen.

De vorm: hardlopen is ontspanning

Bij de dagelijkse Ki-mile gaat het niet om de prestatie. Door prestatiedrang verkramp je, waardoor je niet in de Ki-flow geraakt. Ontspannen hardlopen zal voor sommigen moeilijk zijn, omdat we van kinds af aan prestatiegericht worden opgevoed. De dagelijkse Ki-mile is anders: ontspannenheid is en blijft het toverwoord. Daarom is de vorm, waarin je de Ki-mile loopt, vrij om zelf te bepalen. Je verhoogt of verlaagt de snelheid wanneer je dat zelf wilt. Je kunt bijvoorbeeld een paar honderd meter zo snel lopen als je kunt om vervolgens in een sukkeldrafje te herstellen. De ene keer loop je op schoenen en de volgende keer op blote voeten. Afwisseling bevordert je conditie en het maakt de Ki-mile plezierig en verrassend. Het is elke dag jouw feestje en je hangt zelf de slingers op. Er is geen klok, er is geen schema en er is geen coach. Alleen de Engelse mile die je dagelijks moet afleggen in de juiste houding en met de natuurlijke looptechniek. Natuurlijk kan de online videotraining je desgewenst steun bieden bij de juiste houding en de juiste looptechniek.

Je bent vrij om de vorm te kiezen die het beste bij je past, zolang de ontspannenheid maar de boventoon voert en er geen prestatiedrang aanwezig is (in de trant van: ik moet sneller lopen dan gisteren of ik wil een record lopen). Dan mis je de kern van Ki-Running, namelijk dat echte kracht en Ki-flow in de ontspanning zit.

Waar loop je?

De Ki-mile kun je overal lopen waar en wanneer je dat maar wilt. Het prevaleert om in de natuur te lopen, maar als dat niet gaat, is lopen in de stad ook prima, zolang je maar ongestoord circa vijftien minuten kunt hardlopen en zolang je er maar plezier in hebt. De Ki-mile is zo ontworpen dat je deze altijd en overal kunt gaan lopen op het moment dat het jou uitkomt.

Wanneer loop je?

Ook daarin heb je alle vrijheid. Het is handig om de Ki-mile op een vast tijdstip op de dag te lopen en het heeft een lichte voorkeur om dit vroeg in de ochtend te doen. Maar het lopen van de Ki-mile in de avond of tijdens de lunchpauze zijn ook prima opties. Een vast tijdstip helpt vaak mensen om de
Ki-mile vol te houden. Dan wordt de Ki-mile sneller een permanent onderdeel van je dagritme.

Wanneer is het resultaat merkbaar?

Binnen twee weken zijn de eerste resultaten al voelbaar en zichtbaar doordat je beter in je vel zit, meer Ki-flow ervaart en positiever in het leven staat. Na vier weken is je conditie voelbaar toegenomen, ben je sterker in je lijf en begin je kilo's af te vallen (afhankelijk van de mate van overgewicht).

De Ki-flow houdt langer aan en je voelt je lekker in je vel zitten. Dat is vaak ook het moment dat mensen enthousiast gaan worden over Ki-Running.

Opbouwschema van de dagelijkse Ki-mile

De dagelijkse Ki-mile bestaat uit drie delen: ***De Start*, *De Ki-mile*** en ***De Finish***.

DE START (3 minuten)

De Ki-start is bedoeld als warming-up en bestaat uit drie oefeningen, die elk 1 minuut duren. Onderstaand tref je de drie startoefeningen aan:

START 1 'Ki-flow oproepen' (1 minuut)

- Ga rechtop staan met je voeten op schouderbreedte;
- Doe je armen ontspannen verticaal snel op en neer, alsof je waterdruppels van je handen afslaat;
- Richt je bij de uitvoer van deze oefening op je Ki-punt in de onderbuik. Deze bevindt zich 3 platte vingers onder je navel;
- Doe dit een volle minuut lang. Door deze oefening stimuleer je direct de Ki-flow.

START 2 'Warming up' (1 minuut)

- Steek je handen hoog in de lucht en zak door je knieën;
- Spring recht omhoog en probeer met de toppen van je vingers zo hoog mogelijk te komen;
- Land op je voor/middenvoeten, zak vervolgens direct soepel en verend door je knieën en spring nogmaals recht omhoog, enzovoort;
- Doe deze squadsprongen 1 minuut lang achter elkaar.

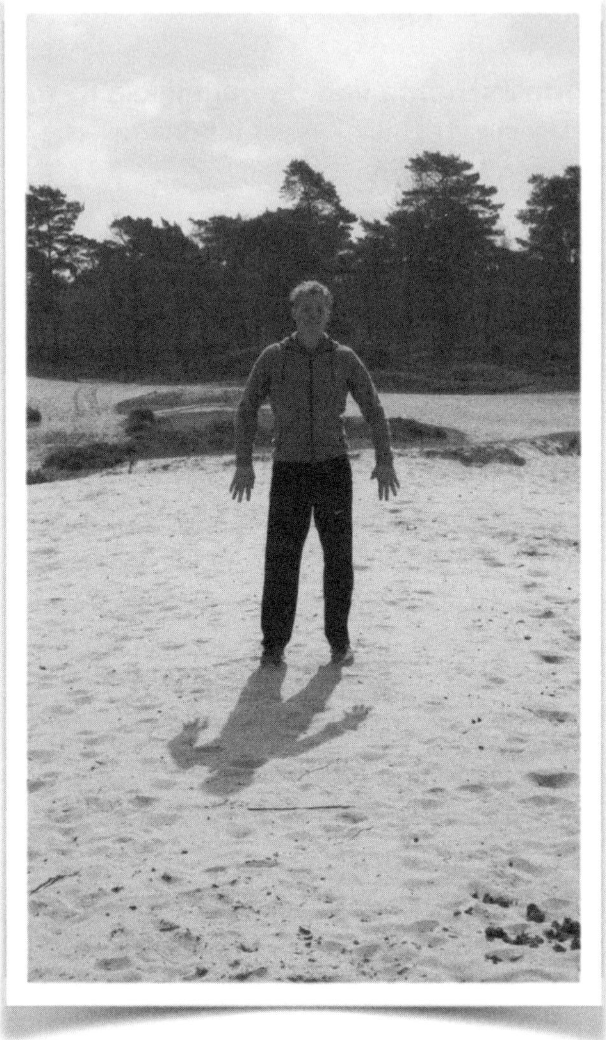

De Ki-flow

1. Ga rechtop staan met je voeten op schouderbreedte;
2. Doe je armen ontspannen verticaal snel op en neer, alsof je waterdruppels van je handen afslaat;
3. Richt je bij de uitvoer van deze oefening op je Ki-punt in de onderbuik. Deze bevindt zich 3 platte vingers onder je navel;
4. Doe dit een volle minuut lang. Door deze oefening stimuleer je direct de Ki-flow.

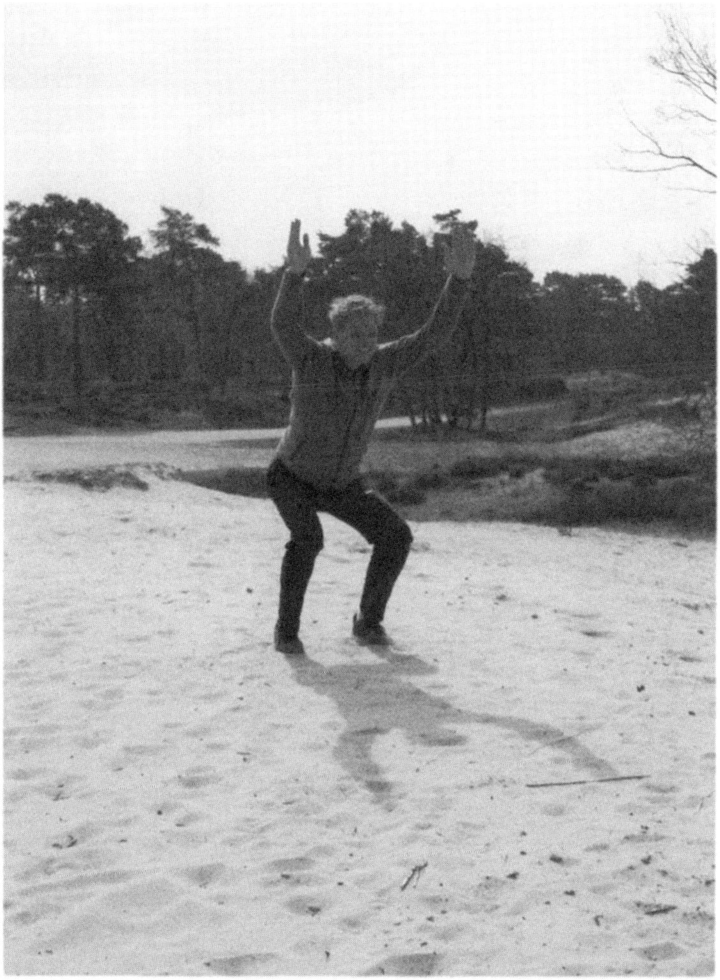

Warming up

1. Steek je handen hoog in de lucht en zak door je knieën;
2. Spring recht omhoog en probeer met de toppen van je vingers zo hoog mogelijk te komen;
3. Land op je voor/middenvoeten, zak vervolgens direct soepel en verend door je knieën en spring nogmaals recht omhoog, enzovoort;
4. Doe deze squadsprongen 1 minuut lang achter elkaar.

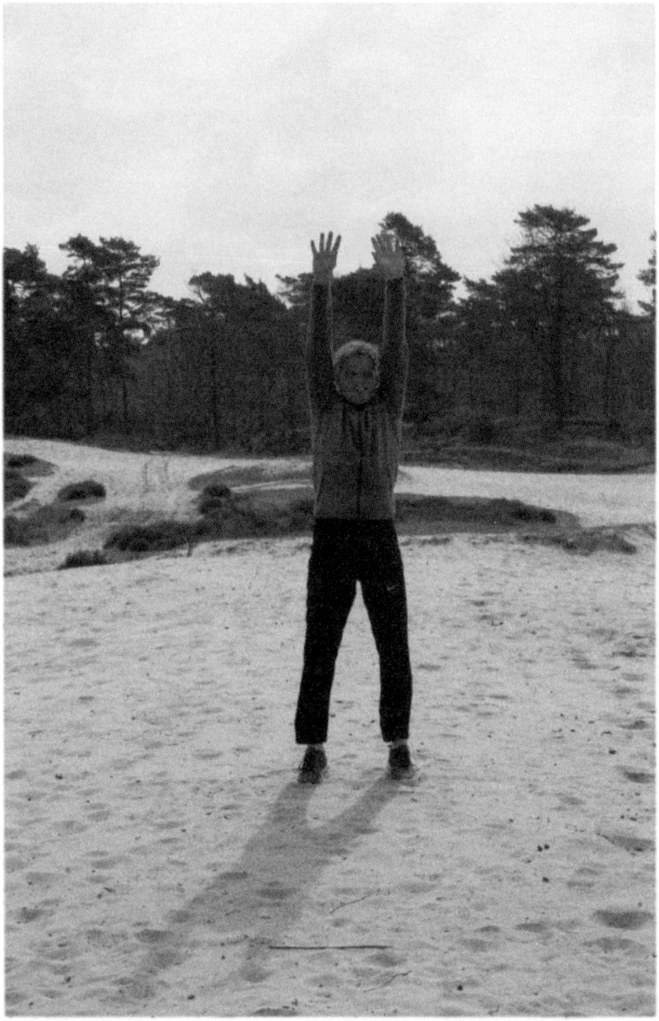

Lichaam stretchen

1. Maak je ruggengraat lang door je hoofd in de nek te leggen en met een denkbeeldig touwtje omhoog te trekken;
2. Kom vervolgens op je tenen staan, strek je armen omhoog en maak jezelf zo lang mogelijk;
3. Adem krachtig uit en maak jezelf daarmee nog langer;
4. Kom terug in de basishouding en herhaal de oefening.

START 3 'Lichaam stretchen' (1 minuut)

- Neem een correcte houding aan met je voeten op schouderbreedte;
- Maak je ruggengraat lang door je hoofd in de nek te leggen en met een denkbeeldig touwtje omhoog te trekken;
- Kom vervolgens op je tenen staan, strek je armen omhoog en maak jezelf zo lang mogelijk;
- Adem krachtig uit en maak jezelf daarmee nog langer;
- Kom terug in de basishouding en herhaal de oefening.

DE KI-MILE (15 minuten)

Na de start van 3 minuten loop je direct aansluitend de Ki-mile. Het is gewenst en goed voor een positieve geest om de Ki-mile zoveel mogelijk met een (glim)lach op je gezicht te lopen. Door (glim)lachen worden er direct positieve hormonen aangemaakt. Onder het hardlopen kun je gebruik maken van de positieve Ki-Running MP3 / Ki-Walking MP3 op het ritme van 180 beats per minuut. De 180 beats is het natuurlijke ritme voor hardlopen en zorgt dat je ontspannen en ritmisch in flow loopt. Het is dan alsof je dansend aan het hardlopen bent. Deze ingesproken MP3 maakt je geest nog positiever en zorgt voor een boost in je zelfvertrouwen. (Deze
Ki-Running MP3's zijn verkrijgbaar op www.kirunning.nl)
De basishouding, de looptechniek en de Ki-flow van de Ki-mile worden in de volgende hoofdstukken uitgelegd.

DE FINISH (1 minuut)

Elke Ki-mile wordt afgesloten door De Finish die bestaat uit een eenvoudige ademoefening:

De natuurlijke ademhaling (1 minuut)

- Ga rechtop zitten, leg je handen op je onderbuik en sluit je ogen;
- Vertraag je ademhaling en voel daarbij de handen op je buik liggen. Pas het 3-3-4 ritme toe;
- Adem in via je neus in 3 tellen naar je handen op de onderbuik;
- Adem tenslotte 3 tellen uit door je mond met een hoorbare Ha-klank;
- Vervolgens wacht je 4 tellen totdat je opnieuw inademt;
- Doe deze adem(halings)cyclus minimaal een minuut lang en open vervolgens je ogen.

Het is mooi om de Ki-mile helemaal te beëindigen met een warme douche, die wordt afgesloten met 30 seconden een ijskoude straal, waar je helemaal onder gaat staan. Wedden dat je jezelf daarna ontspannen, energiek en oersterk voelt!

De Ki-mile met variatie lopen

Aan het einde van dit hoofdstuk nog even de aandacht op gevarieerd lopen. We kunnen op dat gebied veel leren van jonge kinderen; zij maken plezier tijdens het rennen en wisselen in het spel continu hun tempo. Je verhoogt of verlaagt het tempo wanneer je maar wilt. Eerst loop je de Kimile een stuk zo snel je kunt en dan herstel je zo lang als je wilt. Een wisselend tempo bevordert je conditie en maakt het hardlopen speelser. Er is geen klok, er is geen schema of coach. Alleen een Engelse mile die je uiteindelijk moet afleggen. Je bepaalt helemaal zelf hoe snel je wilt lopen en wanneer je de snelheid opvoert of juist even laat zakken. Of je nu even een sprintje van vijftig meter trekt of een paar honderd meter jogt. Het is allemaal goed en je volgt je eigen gevoel. Je kunt je lichaam en inspanning instellen op hoe je in je vel zit en of je een beginnend of gevorderd loper bent. Het is leuk om daarbij gebruik te maken van elementen uit je omgeving. Sprint bij een viaduct omhoog, doe een tempoloop door het park, dribbel rustig door de woonwijk of loop blootsvoets over het strand. Je varieert continu in afstand, tempo, ondergrond en herstelperiode. Dat maakt de dagelijkse Ki-mile leuk en verfrissend. Gebruik je creativiteit.

Vanuit ontspannenheid kun je elke droom realiseren.

Je innerlijke kracht Ki

Ki als turbo voor het hardlopen

Om te kunnen hardlopen, hebben we energie nodig. Veel mensen denken dat we deze energie uitsluitend uit voedsel in combinatie met zuurstof halen, maar daarmee hebben ze de helft van het verhaal te pakken. Er staat een oneindig grote energiebron tot onze beschikking: de universele levensenergie Ki. Dit is een verzameling van oneindig kleine deeltjes om ons heen; onzichtbaar, maar zeer belangrijk om in flow te komen en je energiek en lekker in je vel te voelen.

Ga maar eens bij jezelf na; je kunt perioden in je leven hebben dat je bruist van de energie of juist totaal futloos bent. In beide gevallen eet en adem je en toch voel je je de ene keer superenergiek en de andere keer totaal niet. Het verschil is de levensenergie Ki die door elk mens stroomt. Door stress en verkramping wordt de Ki in ons lijf geblokkeerd, worden we futloos en zitten we niet lekker in ons vel. Daarom komt burn out en depressie juist voor bij mensen die langdurig onder stress en spanning staan. Deze extra energiebron 'Ki' is je turbo tijdens het hardlopen. Als er Ki door je heen stroomt, ben je ontspannen en voel je niet eens dat je aan het hardlopen bent. Je kunt maar blijven lopen, zonder dat het veel energie kost! Bij Ki-Running ga je de innerlijke turbo Ki leren gebruiken en deze inzetten om een lekker en energiek gevoel gedurende de dag te bewerkstelligen. Van een Ki-flow heb je niet alleen tijdens het hardlopen profijt, maar ook bij alles wat je verder die dag doet.

Ki hoort onbelemmerd door je heen te stromen

Om vol energie en in balans te zijn, is het belangrijk dat de Ki vrij door je lichaam stroomt. Als de doorstroming van universele Ki-energie door spanning en stress blokkeert, leidt dat uiteindelijk vaak tot gezondheidsklachten. Medici geven zelfs aan dat zeker tachtig procent van onze gezondheidsklachten direct of indirect door stress wordt veroorzaakt.
Hoe gaat dit precies in zijn werk? Door stress of spanning verkramp je en dat blokkeert de Ki om vrij door je lichaam te stromen. Als de Ki langdurig is geblokkeerd, word je zwak en lusteloos. Hardlopen helpt om stress en spanning te verminderen en brengt zo de stroom levensenergie (Ki) weer op gang. In de dagelijkse Ki-mile werk je bewust aan het doorstromen van Ki. Sterker, de Ki is je turbo om moeiteloos te hardlopen en gemakkelijk de Ki-mile af te leggen. Je leert om met een correcte basishouding en de natuurlijke looptechniek een positieve en actieve Ki-flow te bewerkstelligen. Daarbij ontstaat een open en positieve geest, zodat je bij Ki-Running niet alleen je lichaam, maar ook je geest traint.

Ki komt in onze onderbuik binnen

In je onderbuik (circa 3 centimeter onder de navel) zit het zogenaamde Ki-punt waar de Ki-energie binnenkomt. Tijdens de biologielessen op school is er waarschijnlijk nooit iets over het Ki-punt verteld, maar dat betekent nog niet dat het Ki-punt niet bestaat. In veel oude culturen wordt de onderbuik als energiecentrum van de mens aangewezen. Ons lichaamsgewicht en aandacht zijn geconcentreerd in dit Ki-punt (stel je lichaamsgewicht en aandacht maar als een bal in je onderbuik voor).

Als je de aandacht en je lichaamsgewicht in het Ki-punt plaatst, ontspan je, waardoor de Ki-flow op gang komt. Via het Ki-punt komt de Ki-energie bij je binnen. Vanuit dit Ki-punt verspreidt de Ki zich door je lichaam en stroomt via je armen, voeten en hoofd weer terug naar de omgeving. Hierdoor ontstaat er een tintelend en energiek gevoel of een gevoel van warmte in je lichaam. Mensen waarbij de Ki-flow op gang komt, bevestigen dit ook. Het is alsof ze verliefd zijn, maar dan vanuit rust, balans, kracht en energie. Dat Ki-gevoel van warmte, tinteling en energie is voor iedereen bereikbaar, die zijn Ki-flow traint.

Het begrip Ki is al duizenden jaren oud

Ki is de onzichtbare universele energie, die je in je lijf kunt voelen. Het Ki-punt is het contactpunt van je lichaam met deze universele energie. Ki komt via dit Ki-punt in de onderbuik binnen en verspreidt zich door je lichaam via energiebanen. Deze energiebanen worden meridianen genoemd. De knooppunten van de meridianen heten chakra's. In India en China werken mensen al duizenden jaren met energiebanen en chakra's in het lichaam, waar universele energiestromen zich doorheen verplaatsen. De Shiatsu en Acupunctuur (maar ook sportmassage en stretchen) zijn er zelfs helemaal op gebaseerd. Via naalden (Acupunctuur) of drukpunten (Shiatsu) worden de verstopte energiekanalen geactiveerd en verdwijnen zo de gezondheidsklachten. Het mooie van Ki is dat je geen naalden of drukpunten nodig hebt om toch de Ki-flow in je lijf te activeren. Daarvoor heb je toegang tot vier Ki-principes. Via deze principes breng je direct je Ki-flow op gang en daar heb je gelijk voordeel van tijdens het hardlopen.

Zelf ervaren: het vinden van je Ki-punt

- Ga rechtop staan en leg drie platte vingers (wijsvinger, middelvinger en ringvinger) pal onder de navel;
- De bovenste twee vingers laat je los, zodat je met je ringvinger ongeveer 3 cm onder de navel zit;
- Druk met de top van je ringvinger licht op de buik;
- Kuch vervolgens zachtjes. Bij het kuchen voel je het Ki-punt naar buiten drukken (vanaf het topje van je ringvinger ligt het Ki-punt twee centimeter naar binnen in de onderbuik);
- Concentreer nu je aandacht op - en plaats het lichaamsgewicht in dit Ki-punt in de onderbuik en ervaar dat je direct rustig en krachtig wordt (je ontspant direct en plaatst het lichaamsgewicht en aandacht op haar natuurlijke plek).

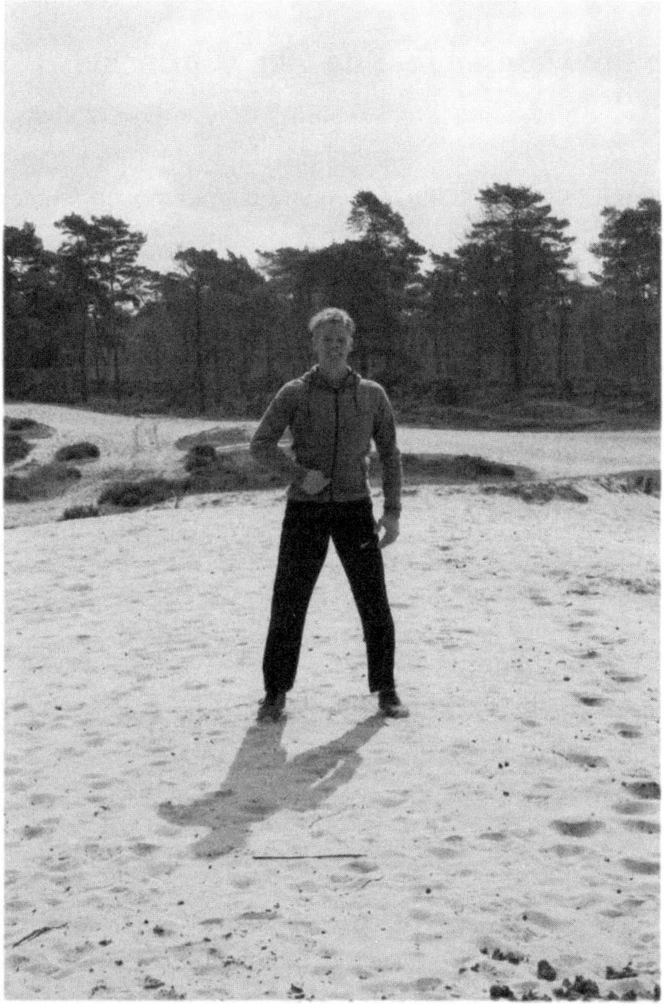

Het vinden van je Ki-punt

1. Ga rechtop staan en leg drie platte vingers (wijsvinger, middelvinger en ringvinger) pal onder de navel;
2. De bovenste twee vingers laat je los, zodat je met je ringvinger ongeveer 3 cm onder de navel zit;
3. Druk met de top van je ringvinger licht op de buik;

In flow komen met de vier Ki-principes

Hoe kun je de Ki-flow op gang brengen en deze kracht gebruiken tijdens het hardlopen? Daarvoor zijn er vier Ki-principes ontwikkeld. Ze werken snel en effectief en bij een juiste uitvoering komt je Ki-flow direct op gang. Je hoeft de vier principes gelukkig niet allemaal tegelijkertijd toe te passen. Als je één Ki-principe toepast, is een actieve Ki-flow door je lichaam gegarandeerd. Pak het principe eruit dat je gemakkelijk vindt om in jouw leven in te passen en ga dit principe oefenen. Als je het lastig vindt om er zelf mee aan de slag te gaan, dan kun je de online videotraining Ki-Running volgen, die op www.kirunning.nl voor jou beschikbaar is.

De 4 Ki-principes zijn:

1. Aandacht in het Ki-punt brengen;
2. Ontspan volledig;
3. Gewicht aan de onderkant brengen;
4. Ki laten stromen.

Het eerste Ki-principe: aandacht in het Ki-punt brengen

De aandacht zit vaak geconcentreerd in ons hoofd. Vooral kennis, informatie en het denken bepalen ons leven. We leven namelijk in de informatiemaatschappij in optima forma. Aandacht is energie en dat is op haar beurt weer gewicht. Een hoofd vol met gedachten zorgt dat de aandacht en energie in je hoofd zitten en daar zit dus ook je gewicht. Het overmatig denken blokkeert de Ki-flow. Breng bewust je aandacht en lichaamsgewicht naar je Ki-punt en ervaar hoe je direct in je Ki-kracht komt (rust, energie en kracht!). Met je volledige lichaamsgewicht en aandacht in je Ki-punt in de onderbuik, loop je met meer energie en moeiteloos je Ki-mile.

Zelf ervaren: voel je Ki-kracht

Het is belangrijk om de Ki-kracht te ervaren, zodat je weet hoe sterk je bent. Deze oefening helpt je om de Ki-kracht te voelen in je lichaam. De oefening wordt door twee mensen uitgevoerd.

- Ga rechtop staan, terwijl de ander naast je staat, met zijn hoofd en lijf dwars op je lichaam gericht;
- De ander legt zijn rechterhand vlak op je borst. Met zijn linkerhand drukt de ander tegelijkertijd zijn wijsvinger op je voorhoofd. Merk op dat je gemakkelijk omver bent te duwen (door de linkervinger op je voorhoofd zal je aandacht direct in het hoofd zitten);
- Vervolgens breng je zelf je volledige aandacht en lichaamsgewicht naar het Ki-punt (je legt je handen op je onderbuik onder je navel en voelt je handen). De ander duwt nogmaals met de rechterhand tegen je borst (een beetje schuin naar beneden);
- Constateer dat je ondanks de druk ontspannen blijft staan en niet meer omver bent te duwen.

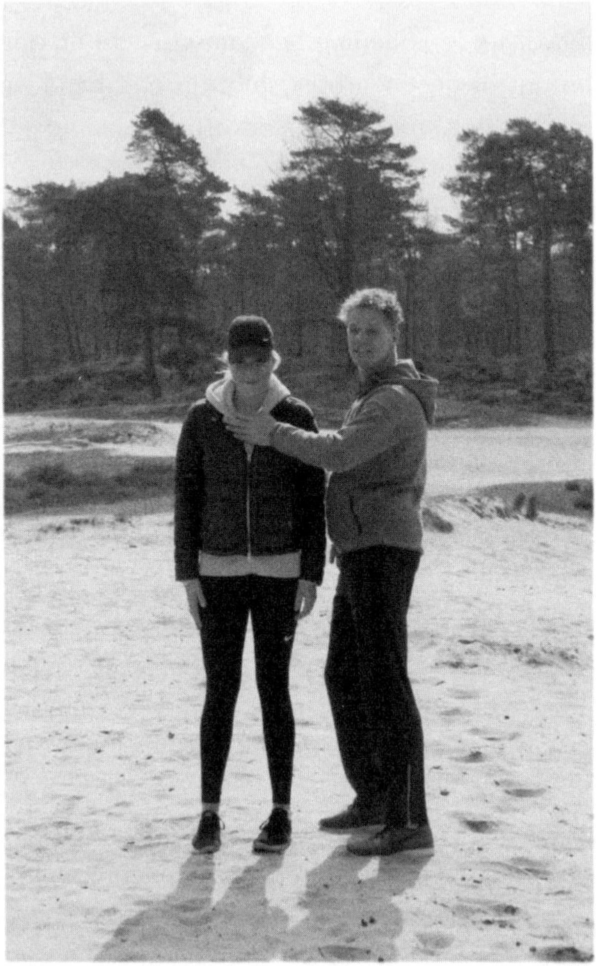

Testen van je Ki-kracht

1. Ga rechtop staan, terwijl de ander naast je staat, met zijn hoofd en lijf dwars op je lichaam gericht.
2. Vervolgens breng je zelf je volledige aandacht en lichaamsgewicht naar het Ki-punt (je legt je handen op je onderbuik onder je navel en voelt je handen). De ander duwt nogmaals met de rechterhand tegen je borst (een beetje schuin naar beneden);
3. Constateer dat je ondanks de druk ontspannen blijft staan en niet meer omver bent te duwen.

Het tweede Ki-principe: ontspan volledig

Eerst maar eens een wijdverspreid misverstand uit de weg ruimen. Uitgezakt hangend op de bank naar de televisie kijken, is geen ontspanning, zoals we dat hier bedoelen (maar af en toe wel lekker). Op de bank hangen is dode ontspanning en slap. Wat we met actieve ontspanning bedoelen, is een staat van zijn, waarin we zacht, ontspannen en alert zijn en direct kunnen bewegen. Er stroomt overvloedig Ki door je lichaam en je kunt lichtvoetig bewegen. Actieve ontspannenheid is een staat van flow, waarin de gouden medailles op de Olympische Spelen worden behaald. Dat is de staat waarin je moeiteloos hardloopt en nauwelijks ervaart dat het rennen energie kost. Vanuit volledige actieve ontspanning ben je oersterk en kun je veel aan.

Zelf ervaren: IJs, Water & Stoom

Een eenvoudige oefening om in een staat van actieve ontspanning te komen, is de 'ijs, water & stoom-oefening'. De oefening duurt slechts één minuut. Daarna kun je aansluitend een stuk gaan hardlopen om zelf te ervaren hoe moeiteloos dit gaat.

- Ga rechtop staan en span al je spieren maximaal aan. Je bent zo hard en net zo breekbaar als ijs. Houd deze volledig maximaal aangespannen toestand minimaal **15 seconden** vast;
- Nu gaan we van ijs naar water. Laat de spierspanning los en stel je mentaal voor dat je smeltend ijsschots bent. Zie in gedachten de waterdruppels van het smeltende ijs van je vingers op de grond druipen en via je voeten de aarde ingaan. Je lichaam gaat van ijs naar

een vloeibare vorm. Houd deze staat van water minimaal **15 seconden** vast;

- Nu gaan we naar een staat van diepe en actieve ontspanning. Stel je voor dat de ruimte, waarin je bent vol met stoom staat, dat jou helemaal draagt. Je staat als het ware in een soort stoomharnas. Je kunt nu alles loslaten omdat de stoom je aan alle kanten draagt en voorkomt dat je op de grond in elkaar zakt. Houd dit beeld zeker **30 seconden** vast en ontspan volledig;
- Open vervolgens je ogen. Je bent in een toestand van actieve ontspanning. Ervaar hoeveel rust je hebt en voel de positieve Ki-flow door je lichaam stromen;
- Ga nu hardlopen en ervaar hoeveel gemakkelijker het gaat vanuit een actieve ontspannende houding.

Het derde Ki-principe: gewicht aan de onderkant

De Eiffeltoren heeft niet voor niets een brede basis en een smalle top. Vanuit het oogpunt van stabiliteit behoort het zwaartepunt van elk gebouw of voorwerp aan de onderkant te zitten. Dit is een basisregel voor elke architect en deze wetmatigheid geldt ook voor je lichaam. Het gewicht hoort aan de onderkant te zitten, zeker als je aan het hardlopen bent. Het is slim om bij het hardlopen de zwaartekracht voor je te laten werken door het gewicht laag te houden en iets voor je te plaatsen. Laat je schouders los en zorg dat het lichaamsgewicht en je aandacht in je Ki-punt rusten. Je loopt moeiteloos en licht over het parcours. Hoe anders is dat bij veel andere hardlopers. We zien veel te vaak dat deelnemers als stoommachines over het parcours denderen. Dat kan en moet anders! Een ontspannen houding, waarbij de zwaartekracht helpt, zorgt dat we met minimale energie kunt hardlopen.

Zelf ervaren: hardlopen vanuit een gegronde houding

Deze oefening helpt om het gewicht aan de onderkant van je lichaam te krijgen.

- Ga met je voeten op schouderbreedte staan met licht gebogen knieën en sluit je ogen. De armen hangen los en ontspannen langs het lichaam;
- Sluit je ogen en voel bewust het contact van je voetzolen met de grond;
- Houd deze staat minimaal een minuut vast en ervaar dat je het contact met de aarde voelt;
- Nu open je de ogen en ga direct hardlopen. Merk hoe licht je loopt als je aandacht en lichaamsgewicht in je Ki-punt rusten en je het contact tussen je voeten en de aarde bewust voelt.

Het vierde Ki-principe: Ki laten stromen

Ki is de onzichtbare levensenergie, die door ons heen stroomt. Hoe krachtiger de Ki-flow is, hoe sterker en energieker we zijn. Als de actieve Ki-flow blokkeert, ontstaan er problemen. Een geblokkeerd lichaam verzuurt geleidelijk en dat leidt vaak al snel tot serieuze gezondheidsklachten als lusteloosheid en vermoeidheid. Een langdurig geblokkeerde Ki-flow kan zelfs leiden tot ziekte, depressie of een burn out. Met nadruk is het voor je vitaliteit, kracht en gezondheid van het allergrootste belang dat er een actieve Ki-flow door jou heengaat. Aan de andere kant, als je de Ki-flow op gang hebt, voelt dit als een bruisende energie door je lichaam.

Zelf ervaren: hardlopen in Ki-flow

In deze oefening ga je leren hoe je kunt hardlopen, terwijl er Ki uit je armen stroomt. Je leert bovendien hoe sterk je bent met stromende Ki uit beide armen. Deze oefening wordt door twee personen uitgevoerd.

- Steek je rechterarm schuin omhoog. Span je arm aan terwijl de ander je arm probeert te buigen. Als de andere persoon sterker is dan jij, dan zal het buigen van de arm met moeite lukken;
- Nu steek je nogmaals de arm schuin omhoog, echter zonder de spieren aan te spannen. De hand hangt ontspannen naar beneden. Stel je voor dat je arm een onbuigzame brandslang is, waar met kracht continu water uit spuit (lees: Ki). Blijf deze harde stromende straal visualiseren;
- Als de ander de arm wederom probeert te buigen, lukt dat niet meer, terwijl jij ervaart dat het je nauwelijks kracht kost. Het beeld van een hard spuitende, onbuigzame brandweerslang is voldoende om de arm onbuigzaam te maken. Ongeacht hoe sterk de ander is;
- Ga direct een stuk hardlopen, terwijl je Ki (of als je het beter kunt voorstellen als water) uit je armen en benen laat stromen. Merk hoe moeiteloos je loopt terwijl er Ki continu uit je lichaam stroomt.

Je lichaam is de enige plaats op aarde waar je een leven lang in moet wonen.

De basishouding

Wat is de juiste houding?

Ki-Running is het trainen van het lichaam en van de geest. We behandelen in dit hoofdstuk eerst de mentale houding en gaan dan in op de correcte fysieke houding. De juiste mentale houding is licht en open, zoals kinderen die hebben. Kinderen staan open in het leven en denken dat alles kan. Dat geeft hen een tomeloze energie en dat is een goede mentale basishouding. Wonderen bestaan echt en als je van tevoren gelooft dat iets kan, dan is de kans dat het ook lukt groter. De mentale houding is trainbaar. Alles wat je aandacht geeft, wordt beter en groter. Wil je groei en positiviteit in je leven, dan moet je daar aandacht aan schenken. Bij sommigen voelt een positieve levenshouding onnatuurlijk aan. Ze zetten zich liever als een realist in de wereld neer. Wat ze daarbij vergeten, is dat er geen absolute 'realiteit', bestaat. Ieder mens bouwt zijn eigen reële wereld. Voor een negatief ingesteld persoon ziet deze wereld er negatiever uit dan voor een positief ingesteld persoon. De vraag is welke wereld jij wilt ervaren. Met een open en positieve geest is de wereld een fijnere plek met positieve impulsen. Een positieve en open houding is daarom de basis voor een gelukkig en energiek leven. Voer de Ki-mile elke dag uit. Denk niet waarom het niet kan, maar juist waarom het wel lukt.

De juiste fysieke houding begint met een stapel stenen

Naast een positieve en open houding, is er ook nog een correcte fysieke houding. Deze is essentieel bij het hardlopen van de dagelijkse Ki-mile. Waarom is dat zo belangrijk? Om dit te illustreren, gebruiken we een stapel stenen als metafoor. Als je een aantal stenen netjes recht op elkaar stapelt, blijft de stapel stenen keurig netjes staan en kost het geen energie om deze stenen op hun plaats te houden. Stel dat je dezelfde stenen scheef opstapelt, dan kost het je permanent energie om de stapel stenen op hun plaats te houden en te voorkomen dat deze omvallen. Dit voorbeeld met de stenen geldt ook voor onze houding. Als alle onderdelen van ons lichaam recht op elkaar staan, kost het staan geen energie en valt elk onderdeel op haar natuurlijke plaats. De Ki-energie stroomt moeiteloos door ons lichaam. Als je scheef staat en niet de juiste lichaamshouding hebt, kost het continu veel kracht en energie om alleen al je fysieke houding vast te houden. Ga maar eens sterk op je hielen staan en voel hoe de dijbeenspieren aanspannen. Een scheve houding levert je altijd gezondheidsproblemen op.

De natuurlijke basishouding

De mens heeft een natuurlijke basishouding. Dit is de houding waarin je volledig ontspannen bent en er

onbelemmerd Ki door je lichaam kan stromen. Het gaan staan of zitten in de correcte basishouding is niet eenvoudig. Veruit de meeste mensen leren tijdens het volwassen worden een verkeerde houding aan, die veraf ligt van onze natuurlijke houding. Met gebruik van veel onnodige energie houden ze deze scheve en moeizame houding in stand en dat levert gezondheidsproblemen op. Een verkeerde houding kost veel energie.
Hoe komt het dat zoveel mensen een verkeerde lichaamshouding hebben?
Mentale tegenslag heeft vaak een negatief effect op onze basishouding. Door tegenslag in het leven gaan we onbewust teveel naar achteren hangen, waardoor we continu onze dijbeenspieren aanspannen en zo onze Ki-stroom blokkeren. Zonder dat we het ons bewust zijn, staan en zitten we de hele dag ingezakt, scheef of te ver naar achteren.

De houding is belangrijk om ontspannen de Ki-mile te kunnen lopen

Veel mensen hebben geen notie van hun houding en weten dus niet of ze scheef staan, krom lopen of juist teveel op hun hielen staan. Dat is kwalijk, want aan/van een goede houding heb je niet alleen tijdens het hardlopen profijt, maar gedurende de hele dag. Daarom is het belangrijk om de natuurlijke basishouding jezelf eigen te maken.
Wat is de natuurlijke basishouding?
Dit is de houding waarbij elk onderdeel van je lichaam natuurlijk op zijn plaats valt, zodat het lichaam gedragen wordt en niet bij elkaar wordt ge-

houden door samengetrokken spieren. Bij een juiste lichaamshouding is je lijf als het ware een kolom met het Ki-punt in onze onderbuik als het centrum, waar het lichaamsgewicht en de aandacht rust. Daardoor kunnen de ledematen (armen, benen) zich ontspannen en ontstaat er een balans die zorgt dat de spieren minder worden belast en er geen onnodige energie wordt verbruikt.

Een correcte houding is trainbaar

Tijdens het hardlopen van de dagelijkse Ki-mile train je zowel het lichaam als de geest. Volg de instructie uit dit hoofdstuk om de correcte fysieke basishouding te creëren. Het kan zijn dat de correcte basishouding in eerste instantie onnatuurlijk aanvoelt. Mensen denken vaak dat, als ze eenmaal in de correcte houding staan, ze naar voren vallen. Als je jarenlang een verkeerde houding hebt gehad en te ver achterop je hielen bent gaan staan, voelt de natuurlijke houding, waarin je het lichaamszwaartepunt meer naar voren brengt, onwennig. Laten we eerst de correcte basishouding aanleren.

Zelf ervaren: het opbouwen van de natuurlijke basishouding

- Ga helemaal rechtop staan met je voeten op schouderbreedte; je knieën zijn licht gebogen en je armen hangen ontspannen naast je lichaam (je knieschijven moet je kunnen bewegen);
- Leg je hoofd achter in je nek. Laat vervolgens je hoofd weer recht omhoog komen, waarbij het lijkt alsof je aan een draadje aan je kruin door

een vliegtuig recht omhoog wordt getrokken. Je nek en je wervelkolom worden hierdoor verlengd en automatisch in de juiste positie gebracht;

- Kom vervolgens op je tenen recht omhoog en plaats het gewicht op je voorvoeten;
- Tenslotte ga je vanuit je tenen recht omlaag en zet je de voeten plat op de grond, waarbij het grootste gewicht (ongeveer 70%) op je voorvoeten/middenvoeten rust. De hielen worden licht belast (maximaal 30%). Je moet op je voorvoeten snel op en neer kunnen bewegen;
- Als laatste onderdeel plaats je de aandacht en het lichaamsgewicht als een soort bal in je Ki-punt in de onderbuik. Nu heb je de natuurlijke basishouding te pakken.

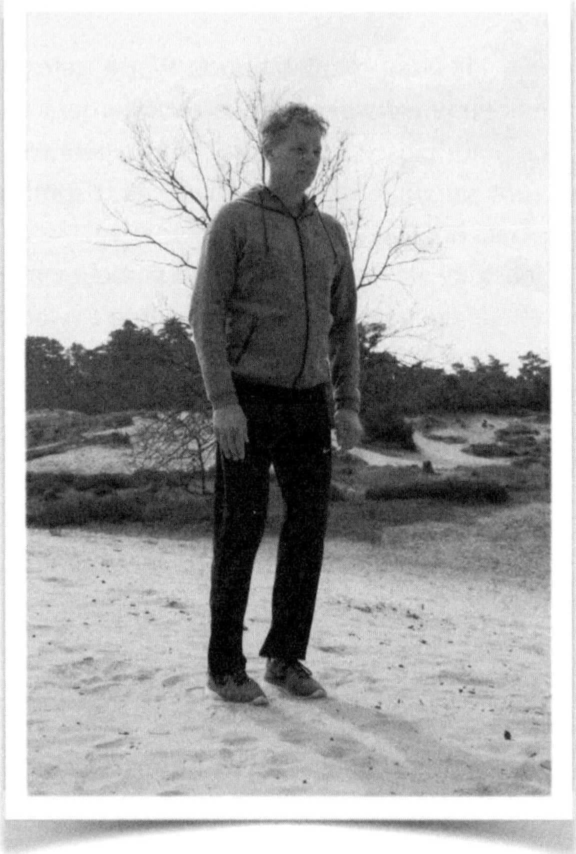

De natuurlijke looptechniek

1. Ga rechtop staan met je voeten op schouderbreedte; je knieën zijn licht gebogen en je armen hangen ontspannen naast je lichaam;
2. Leg je hoofd achter in je nek. Laat vervolgens je hoofd weer recht omhoog komen, waarbij het lijkt alsof je aan een draadje aan je kruin door een vliegtuig recht omhoog wordt getrokken;
3. Kom vervolgens op je tenen recht omhoog en plaats het gewicht op je voorvoeten;
4. Tenslotte ga je vanuit je tenen recht omlaag en zet je de voeten plat op de grond, waarbij het grootste gewicht (ongeveer 70%) op je voorvoeten/middenvoeten rust. De hielen worden licht belast (maximaal 30%);
5. Als laatste onderdeel plaats je de aandacht en het lichaamsgewicht als een soort bal in je Ki-punt in de onderbuik. Nu heb je de natuurlijke basishouding te pakken.

Voel je het verschil? Zo eenvoudig is het om in de juiste lichaamshouding te gaan staan. De Ki-flow stroomt nu door je lichaam heen. Als iemand nu tegen je aanduwt, blijf je staan. Door Ki ben je niet om te duwen of op te tillen. Voel maar eens hoe je armen en handen gaan 'stromen' en voel hoe ze licht gaan tintelen als je de natuurlijke basishouding langer volhoudt.

Zelf ervaren: testen van de natuurlijke basishouding

- Je gaat rechtop staan en helt met je lichaam bewust iets achterover, zodat het grootste deel van het gewicht op de hielen komt te staan. Voel hoe de dijbeenspieren aantrekken die direct de Ki-flow in je lichaam blokkeren. Je bent nu door de andere persoon met een vlakke hand op de borst gemakkelijk omver te duwen;
- Vervolgens ga je in de natuurlijke basishouding staan: rechte kolom en het hoofd recht met het touwtje omhoog, 70% van het gewicht op de voorvoeten/middenvoeten, licht gebogen knieën en de armen ontspannen langs het lichaam;
- Het lichaamsgewicht en de aandacht plaats je als een bal in je Ki-punt in de onderbuik;
- De ander probeert je opnieuw met een vlakke hand op je borst omver te duwen. Merk dat je als een stenen pilaar zo stevig staat. De Ki-flow (levensenergie) stroomt door je heen.

Verdere verdieping: het compleet opbouwen van de natuurlijke basishouding

Nu we de natuurlijke basishouding te pakken hebben, gaan we in detail naar de verschillende lichaamsonderdelen kijken. Tijdens de dagelijkse Kimile kun je bij elke loop een speciale focus leggen op de juiste stand van een bepaald lichaamsdeel. Als je minder fanatiek bent, houd je het op de bovenstaande natuurlijke basishouding, die al meer dan genoeg is. De onderstaande beschreven onderdelen zijn uitsluitend bedoeld ter verdieping van een correcte lichaamshouding.

De voeten

Onze voeten spelen een belangrijke rol bij de gewichtsverdeling van ons lichaam. Kijk eens hoe jonge kinderen staan als ze juichen. Ze wippen op hun voorvoeten op en neer. Dat is niet voor niets. Wat kunnen we van jonge kinderen, natuurvolken en Boeddhistische monniken leren? Ze staan anders dan de meeste westerse mensen; namelijk 70% van het lichaamsgewicht steunt op hun voorvoeten / middenvoeten en slechts 30% op de hielen. Bij veel westerse mensen is dit net andersom en dus staan de meeste volwassenen te ver naar achteren. Een verkeerde lichaamshouding blokkeert de Ki-flow. In de volgende oefening leer je om de voeten goed neer te zetten.

Zelf ervaren: juiste stand voeten

- Zet je voeten recht op schouderbreedte. De punten van de tenen staan in de richting waar je heen wilt lopen;
- Breng vervolgens je gewicht op de bal van de voet en kom op je tenen omhoog. Je staat nu op je tenen;
- Zak nu langzaam <u>recht</u> naar beneden tot het moment dat je hakken de grond raken;
- Verdeel het lichaamsgewicht naar 70% voor- en middenvoeten en 30% hielen. Het kan voelen dat je voorover staat. Als controle moet je direct op je tenen op en neer kunnen wippen (zonder eerst naar voren te hoeven gaan).

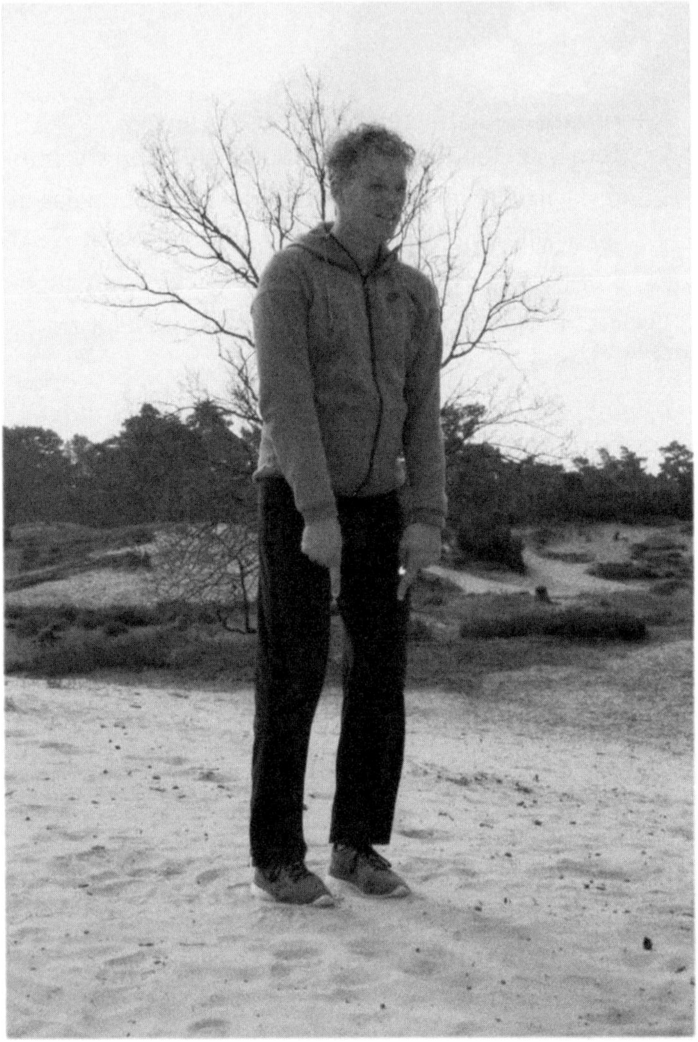

De stand van de voeten

1. Zet je voeten recht op schouderbreedte. De punten van de tenen staan in de richting waar je heen wilt lopen;
2. Breng vervolgens je gewicht op de bal van de voet en kom op je tenen omhoog. Je staat nu op je tenen;
3. Zak nu langzaam recht naar beneden tot het moment dat je hakken de grond raken;
4. Verdeel het lichaamsgewicht naar 70% voor- en middenvoeten en 30% hielen.

De knieën

Veel mensen hebben de neiging om hun knieën te overstrekken. Dit leidt direct tot gespannen dijbenen en een verlies aan Ki-flow. De natuurlijke Ki-flow in jouw lijf wordt direct geblokkeerd door gespannen dijbeenspieren. De normale stand van onze knieën is een kleine knik in de knieën, zodat de knieschijven vrij kunnen bewegen. Als je knieschijven vastzitten, wordt je Ki-flow automatisch geblokkeerd en verlies je kracht.

Zelf ervaren: de juiste stand van onze knieën

- Ga rechtop staan met je gespreide voeten op schouderbreedte en 70% van het gewicht op je voor/middenvoeten;
- Zorg voor een klein knikje in je knieën;
- Je weet of het knikje in de knieën goed is als je vooroverbuigt en je de knieschijven gemakkelijk vrij heen en weer kunt bewegen. Als je de knieën overstrekt, lukt dit niet en als je te diep zit, lukt dit ook niet. Zo weet je precies wat de juiste stand van je knieën is.

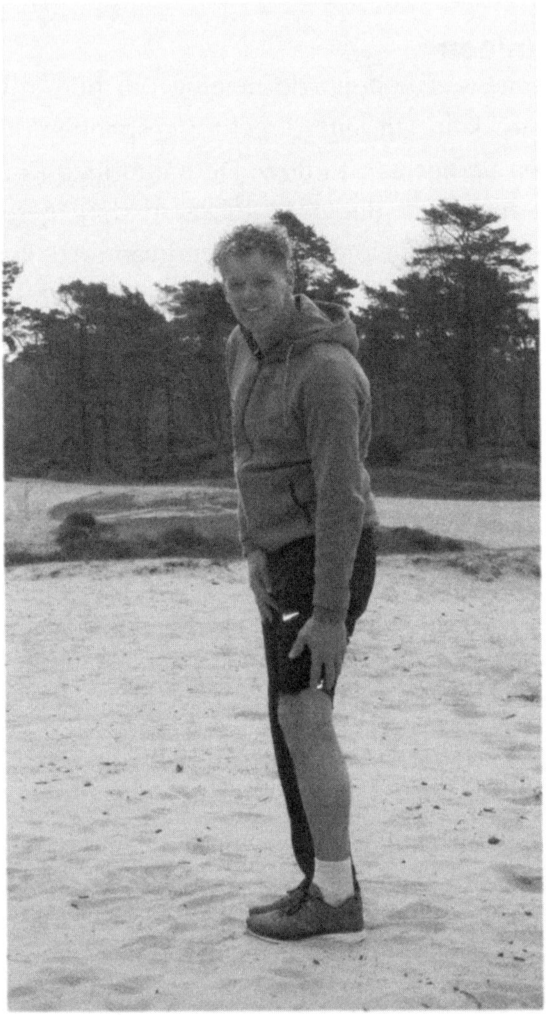

Stand van knieën

1. Ga rechtop staan met je gespreide voeten op schouderbreedte en 70% van het gewicht op je voor/middenvoeten;
2. Zorg voor een klein knikje in je knieën;
3. Je weet of het knikje in de knieën goed is als je vooroverbuigt en je de knieschijven gemakkelijk vrij heen en weer kunt bewegen. Als je de knieën overstrekt, lukt dit niet en als je te diep zit, lukt dit ook niet. Zo weet je precies wat de juiste stand van je knieën is.

Het bekken

Ons bekken speelt een cruciale rol bij het hardlopen. Nergens bij onze lichaamshouding gaat het zo vaak verkeerd als bij de stand van ons bekken. Bij de meeste mensen staat het bekken niet correct. Ze staan ingezakt met de billen te ver naar achteren of juist met de heupen te ver naar voren, waardoor ze onstabiel zijn en gevoelig worden voor blessures.
Als het bekken in de natuurlijke stand recht staat, is de winst in efficiëntie, blessurepreventie, snelheid en kracht verbazingwekkend. Dat komt omdat een juiste houding de Ki-flow en ontspanning sterk verbetert en je lichaam een rechte kolom wordt.

Zelf ervaren: de juiste stand van je bekken

- Ga helemaal rechtop staan met de voeten op schouderbreedte;
- Trek je kruin schuin omhoog (alsof je aan een touw door een vliegtuig omhoog wordt getrokken);
- Leg je linkerhand op je buik en je rechterhand op je onderrug;
- Zet je bekken nu met je handen recht (er ontstaat een kaarsrechte lijn tussen enkels, heupen, schouders en hoofd);
- Als je nu je hoofd laat zakken (maar wel je lichaam rechtop houdt), moet je de voorvoeten helemaal kunnen zien. Je kunt ook in een passpiegel met zij-aanzicht kijken in hoeverre je rechtop staat (kaarsrechte lijn tussen enkels, heupen, schouders en hoofd).

De borst en de rug

Een ingezakte houding is vaak het gevolg van het niet goed optillen van de borst. Stel je voor dat je hoog op je borst (net onder je strottenhoofd) een bekertje water hebt staan dat je recht wilt houden. Je schouders krijgen dan direct ook de goede houding en hangen ontspannen op de plaats waar ze behoren te zitten. Bovendien trek je direct je rug recht, wat je langer maakt. Je rug heeft van nature verschillende lichte curves. De onderrug is licht gehold. Het teveel hollen of bollen van de onderrug is slecht voor de druk op je gewrichten en leidt onherroepelijk tot rugklachten. Als je het bekken kantelt in haar rechte natuurlijke stand, ontstaat er een lichte holling van de onderrug. Merk wat een verschil het is als je rechtop staat.

Zelf ervaren: de juiste stand van de borst en rug

- Ga helemaal rechtop staan met de voeten op schouderbreedte;
- Trek je kruin omhoog (alsof je met touw door een vliegtuig omhoog wordt getrokken);
- Open je borst door je voor te stellen dat er een beker water rechtop bovenop je borst staat;
- Je borst komt iets omhoog;
- Merk dat er een lichte natuurlijke holling in je onderrug ontstaat en de borst zich opent, zodat je op een ontspannen en natuurlijke wijze kunt ademhalen.

De schouders

Door het hoofd recht te houden en de borst te openen, vallen de schouders automatisch in de juiste stand. Het enige dat nu nog mis kan gaan, is dat je de schouders optrekt. De juiste stand van de iets naar achteren getrokken schouders creëer je door deze naar achteren te rollen en dan te laten vallen. Ze hangen zo ontspannen naast het lichaam, zodat ze door de zwaartekracht in de juiste stand worden gezet.

Zelf ervaren: schouders naar achteren en naar beneden rollen

- Ga helemaal rechtop staan met je voeten op schouderbreedte;
- Rol je schouders naar achteren en laat ze vervolgens zakken;
- Je borst gaat automatisch omhoog en je lichaamsgewicht zakt in je Ki-punt in de onderbuik;
- Zo bereik je de juiste lichaamshouding (een kolom) op een eenvoudige wijze. Je voelt direct de Ki door je armen stromen.

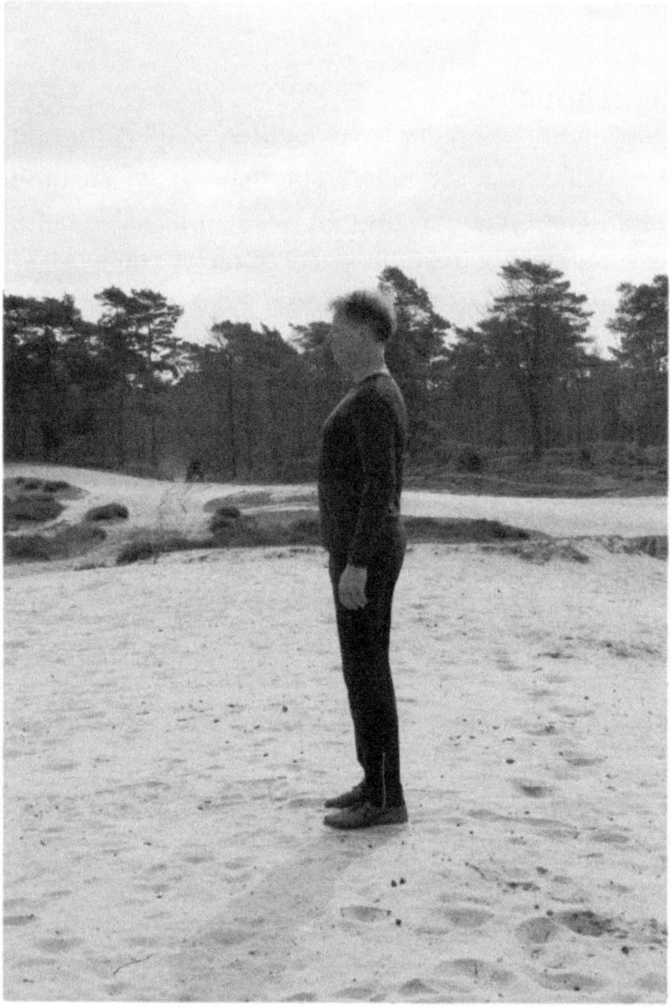

Schouders naar achteren en naar beneden rollen

1. Ga helemaal rechtop staan met je voeten op schouderbreedte;
2. Rol je schouders naar achteren en laat ze vervolgens zakken;
3. Je borst gaat automatisch omhoog en je lichaamsgewicht zakt in je Ki-punt in de onderbuik;
4. Zo bereik je de juiste lichaamshouding (een kolom) op een eenvoudige wijze. Je voelt direct de Ki door je armen stromen

De nek

Veel mensen kijken automatisch naar de grond, waardoor de nek schuin naar voren staat. Dit noemen we een 'kippennek'. De nek moet niet schuin naar voren, maar recht op het lichaam staan, waardoor de kin een hoek van 90% met de nek heeft. Bevestig je kruin aan een touwtje en trek deze vanuit een vliegtuig recht omhoog. De nek wordt automatisch lang. Jezelf rechtzetten, maakt je langer en zorgt dat je nek in de juiste stand komt te staan. De online Ki-Runningtraining laat precies zien hoe je op een juiste wijze kan staan. Daar heb je niet alleen iets aan tijdens het hardlopen, maar op elk moment van de dag. Het maakt je langer, geeft je meer zelfvertrouwen en je loopt minder snel blessures op.

Zelf ervaren: een rechte nek in spiegel

- Ga dwars voor een passpiegel staan en maak een foto van het zijaanzicht van je lichaam;
- Je oren moeten in één rechte lijn staan met je schouders;
- Check of dat bij jou het geval is. Anders moet je je nek langer maken en recht op je lichaam zetten. Een 'kippennek' moet altijd worden voorkomen. Dat leidt tot nekklachten.

Het hoofd

Er zijn mensen die tijdens het lopen naar de grond kijken. Dit doen ze meestal uit onzekerheid of omdat deze wijze van lopen hun gewoonte is geworden. De Ki-mile loop je met je hoofd recht vooruit. Door recht vooruit te kijken (of zelfs een beetje omhoog) wordt een ingezakte houding voorkomen. Als je met een open blik naar voren kijkt, zie je ook de grond (zie het hoofdstuk over zachte ogen). Kijk onder het lopen niet gericht naar de grond. De wereld is veel te mooi om alleen maar naar beneden te kijken.

De lichaamskolom

Als je alle bovenstaande elementen goed toepast, wordt je lichaam automatisch een kolom. Dit is een oersterke kern, waarmee je op een gezonde en ontspannen wijze kunt hardlopen om zo de Ki-flow door je lijf te voelen. Een kolom bereik je door de oren, de schouders, de heupen en de enkels bij een zij-aanzicht van je lichaam in één rechte lijn te hebben. Deze kaarsrechte houding is tevens onze natuurlijke houding. Check je houding nu in de spiegel. Weet dat vrijwel ieder mens nog kan verbeteren met zijn houding. Het voorkomt op de lange duur spierpijn en gewrichtsproblemen en gezondheidsklachten.

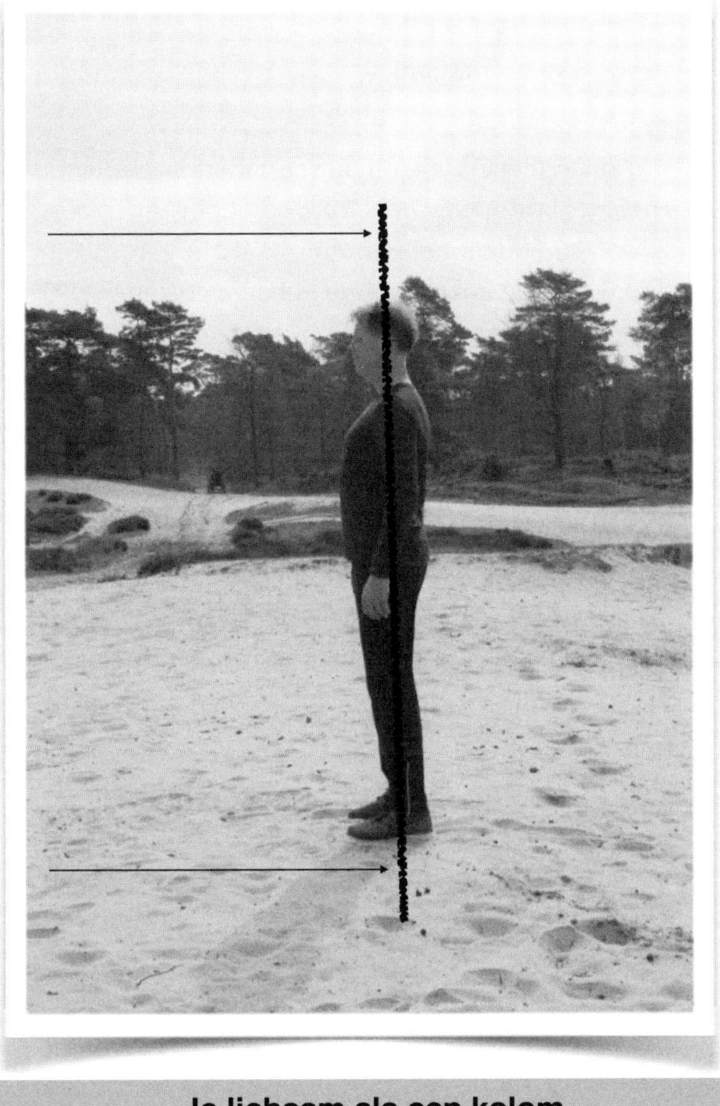

Je lichaam als een kolom

1. Ga staan met de voeten op schouderbreedte;
2. Trek je kruin met een touw omhoog en plaats oren, schouders heupen en enkels in een rechte lijn (vanaf de zijkant van je lichaam gezien);
3. Laat een ander persoon de rechte lijn checken en corrigeren;
4. De ander gaat achter je staan en drukt met zijn handen bovenop je schouders recht naar beneden.

Zelf ervaren: test je kolom

De oefening:

- Ga staan met de voeten op schouderbreedte;
- Trek je kruin met een touw omhoog en plaats oren, schouders heupen en enkels in een rechte lijn (vanaf de zijkant van je lichaam gezien);
- Laat een ander persoon de rechte lijn checken en corrigeren;
- De ander gaat achter je staan en drukt met zijn handen bovenop je schouders recht naar beneden. Merk hoe je staat als een stevige kolom, waar wel tien mensen op kunnen staan. De druk die je op je schouders aankunt als je recht staat, is immens. Als je daarentegen krom of scheef staat, druk je gemakkelijk vanaf de schouders door iemands rug heen.

Ga staan als een 'queen' of als een 'king'

Hoe je loopt en staat, is een directe vertaling van hoe je jezelf voelt en het mentale beeld dat je van jezelf hebt. Let maar eens op; je kunt het aan mensen vaak letterlijk zien als ze een zware last met zich meedragen of juist licht en vrolijk zijn. In mijn Ki-workshops geef ik mensen het advies om te staan en te gaan lopen als een *king* of een *queen*. Vrijwel direct is het resultaat te zien. Mensen gaan rechtop staan en bewegen zich rustiger en statiger dan normaal gesproken. De oren, schouders, heupen en enkels bevinden zich vanaf de zijkant gezien in een rechte lijn, omdat ze zich groter maken. Je ziet bij mensen gratie en statigheid ontstaan. Kortom: hun houding straalt direct een *queen* of een *king* uit als ze zichzelf dit voorstellen.

Zelf ervaren: staan als een 'queen' of een 'king'

- Ga helemaal rechtop staan met je voeten op schouderbreedte;
- Rol je schouders naar achteren en laat ze zakken;
- Ga met je rug tegen een muur staan en zorg dat je achterhoofd, je schouders, je billen en je hielen de muur raken;
- Laat je armen vervolgens ontspannen langs je lichaam hangen;
- Nu weet je zeker dat je lichaam in een lijn staat. Stel jezelf voor dat je staat als een *king* of als een *queen*;
- Adem 10 keer diep in en uit en probeer deze houding vast te houden met hardlopen en in het dagelijks leven.

Ieder mens kan staan en bewegen als een *king* of als een *queen*. Het maakt je mooier, je bent meer zelfverzekerd en het
is nog gezond ook. Je Ki-flow komt direct op gang.

~~Ik ben moe;~~
~~Ik heb het koud;~~
~~Het regent buiten;~~
~~Ik heb geen zin;~~
~~Gisteren al hardgelopen;~~
~~Er is iets leuks op de televisie;~~
Go for the Ki-mile!

De looptechniek

De natuurlijke houding en hardlooptechniek

Wat kunnen we van kleine kinderen leren? In ieder geval de natuurlijke basishouding en de lichtvoetige loop. Jonge kinderen hebben bij het hardlopen een middenvoetlanding en dat is ook de natuurlijke landing van onze voeten op de grond. Bij een landing op de middenvoet, wordt de klap van ons lichaamsgewicht grotendeels opgevangen door de veerkracht in de kuiten en niet door de gewrichten in de enkels, knieën en heupen. Dat zorgt dat je minder blessuregevoelig bent.

De zwaartekracht voor je laten werken

Het belangrijkste element dat je van de natuurlijke looptechniek moet kennen, is om de zwaartekracht voor je te laten werken. Dat doe je door je gewicht aan de onderkant te plaatsen. De Eiffeltoren heeft niet voor niets een brede basis en een smalle top. Vanuit het oogpunt van stabiliteit behoort het zwaartepunt van een gebouw aan de onderkant te liggen. Dit geldt ook voor jou. Zodra je de aandacht in je hoofd hebt, zit het gewicht aan de bovenkant en ben je onrustig en uit balans. Met het gewicht op haar natuurlijke plaats, in je Ki-punt in de onderbuik, voel je jezelf licht en beweeg je ook lichtvoetig. Anders gezegd: door elk lichaamsonderdeel in de richting van de zwaartekracht te plaatsen, ben je automatisch in de natuurlijke staat van zijn en stroomt er Ki door je lijf.

Een maximum aan prestatie met een minimum aan energie

Ook tijdens de beweging bevindt het gewicht zich aan de onderkant. Dat is een flinke uitdaging. Wij zijn geneigd om het gewicht aan de bovenkant te brengen door tijdens het hardlopen het lichaam onder spanning te brengen. De Ki-flow blokkeert en in plaats van lichtvoetig te bewegen, verkramp je en stamp je puur op kracht de kilometers weg. Je kunt dat ook zien aan de opgetrokken schouders. Dat moet anders; in iedere beweging tijdens het hardlopen moet het gewicht aan de onderkant zitten. Zo ontstaat er een maximum aan prestatie met een minimum aan kracht.

De zwaartekracht als drijvende kracht achter Ki-Running

Gebruik de zwaartekracht bij je natuurlijke looptechniek. Door met een recht lichaam naar voren te hellen, begin je automatisch te lopen. Hoe verder je voorover helt, hoe harder je loopt. Dat komt omdat de zwaartekracht je lichaamsgewicht naar voren trekt. De zwaartekracht is de drijvende kracht achter Ki-Running.

Zelf ervaren: de zwaartekracht als drijvende kracht

- Verplaats je lichaamsgewicht en aandacht naar je Ki-punt in de onderbuik;
- Leun vanaf je enkels licht naar voren, terwijl je het lichaam verder recht houdt;
- Nu ligt je lichaamsgewicht vanuit het Ki-punt voor je en trekt de zwaartekracht je automatisch naar voren. Het is alsof je achter een bal in je onderbuik aanloopt;
- Door zachtjes op je midden/voorvoet te landen, precies onder je lichaam, word je automatisch voortgetrokken door de zwaartekracht;
- Probeer zo licht en geruisloos mogelijk te lopen, met souplesse en een minimaal gebruik van energie.

Ontspannen hardlopen

Doordat je lichaamsgewicht in je Ki-punt zit, kun je alle ledematen actief ontspannen (ontspannen lage schouders, losse knieën en soepele enkels). De basis is gelegd om zo op een ontspannen wijze te hardlopen, waardoor je sneller, lichtvoetig en soepeler bent. Dat zorgt voor meer loopplezier.

Het voorbeeld van ontspannen lopen, is goed te zien bij Keniaanse marathonlopers. Hun ontspannen basishouding is recht en ze hellen iets voorover, zodat de zwaartekracht hen vooruit trekt. Ze hebben lichte, tengere benen, die korte stapjes met een hoge frequentie maken. De zwaartekracht stuwt hen voort. Door hun techniek en ontspannenheid kost het optillen van de benen weinig energie. Zij hebben met hun looptechniek geen zware spieren nodig, omdat ze licht en soepel met de zwaartekracht als motor lopen. Dit in tegenstelling tot veel westerse lopers, die met een ingezakte houding over het parcours stampen met vaak een volledig verkeerde looptechniek. De belasting voor het lichaam is groot en deze incorrecte loopbeweging vergt veel kracht en leidt snel tot blessures.

Zelf ervaren: hoe goed is je looptechniek?

Het beste is om deze oefening te doen bij de vloedlijn aan zee, waar je stevig vlak strand hebt. Daar heb je de mogelijkheid om je voetafdruk tijdens het hardlopen goed te analyseren. Je weet aan de hand van je voetafdruk direct of je ontspannen en goed loopt of dat er nog werk aan de winkel is. Doe de volgende oefening bij de vloedlijn op het strand:

- Trek je schoenen uit;
- Loop op je normale manier over het vlakke strand en stop vervolgens om je voetafdruk te analyseren.

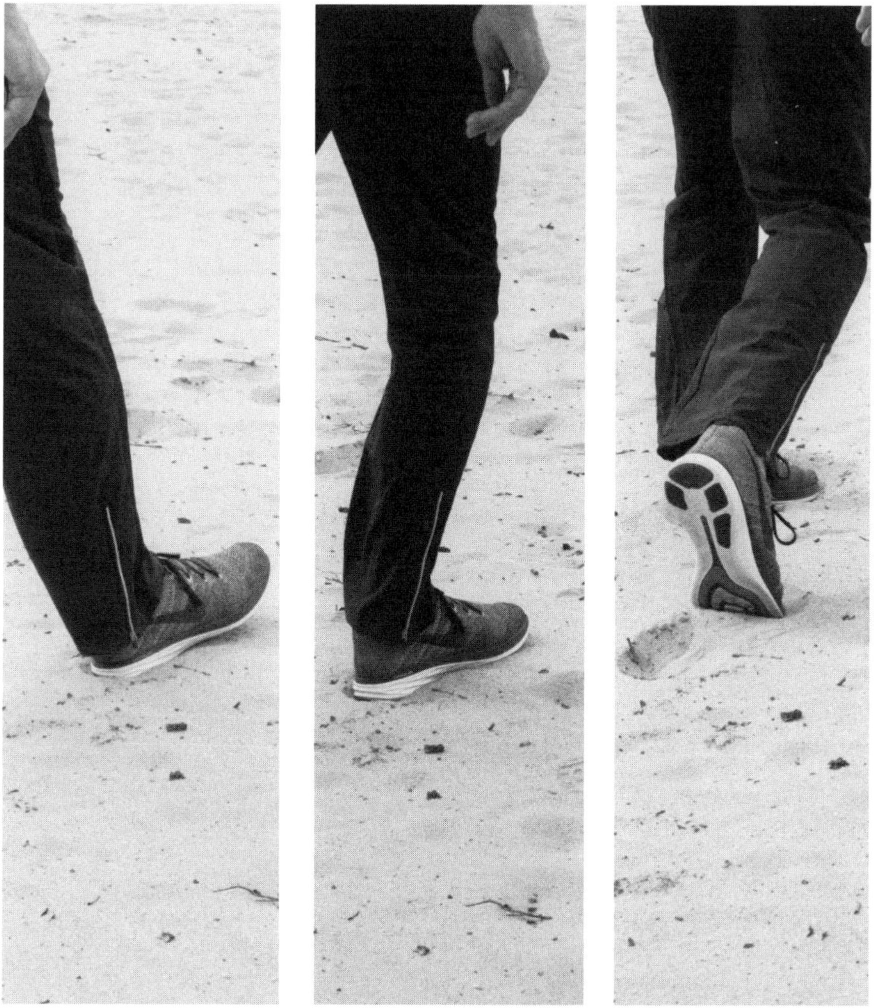

De foutieve looptechniek

Landing op hielen en daarna afzetten met de voorvoet.

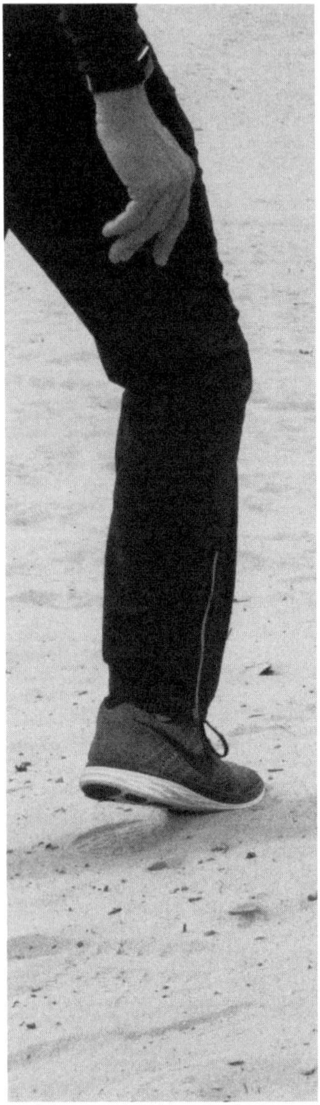

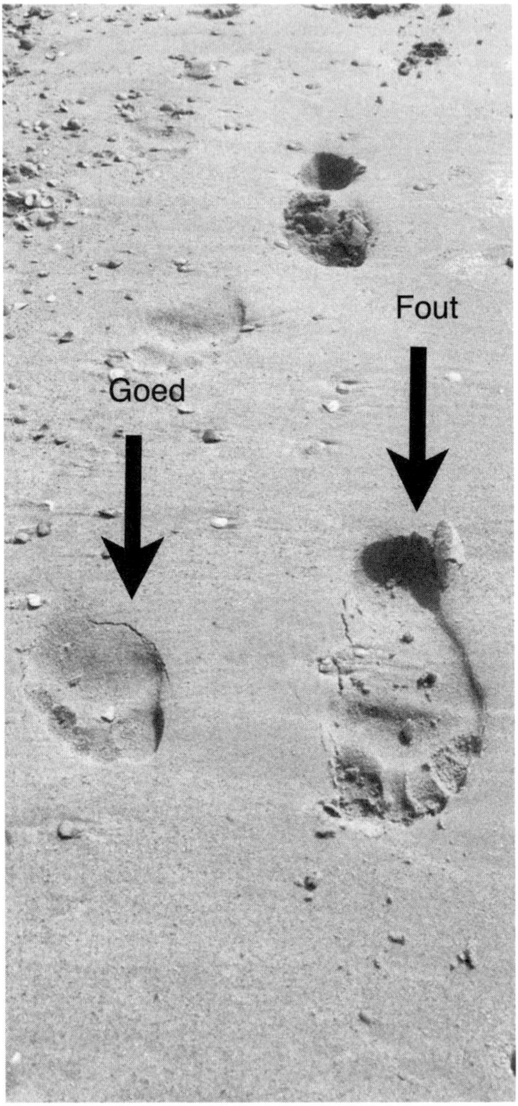

De juiste looptechniek

Landing op de voorvoeten en hielen optillen in plaats van met de voorvoeten afzetten.

Aan de voetafdruk kun je ten eerste zien hoe je je voeten neerzet. Staan de punten van je tenen in de richting die je loopt of heb je een zwabberloopje? Daarnaast kun je de voetafdrukken analyseren. Een vlakke voetafdruk betekent dat je ontspannen je voet optilt tijdens het hardlopen. Je hoeft weinig bij te schaven aan je hardlooptechniek. Zie je een diepe afdruk van je voeten in het zand, dan gebruik je onnodige kracht tijdens het afzetten, wat bij een harde ondergrond tot blessures leidt. Je gebruikt waarschijnlijk brute kracht, omdat je onvoldoende naar voren helt. Hierdoor kan de zwaartekracht je niet helpen bij het hardlopen.

Stap voor stap aanleren van de juiste techniek

We gaan nu de *Ki-Runninglooptechniek* stap voor stap aanleren. In een aantal logische stappen bouw je de juiste hardlooptechniek op en ga je ervàren dat deze gemakkelijker is te realiseren dan je nu misschien denkt. We beginnen met de voetbeweging, leren vervolgens het gewicht laag in ons
Ki-punt te plaatsen en door het hellen vanuit de enkels gebruik te maken van de zwaartekracht. Daarna richten we ons op de stand en de inzet van het bekken en het inzetten van ons bovenlichaam als vaste kern. De laatste elementen van de natuurlijke looptechniek is de armzwaai, de stand van ons hoofd en de looprichting. Als laatste onderdeel van de Ki-Runninglooptechniek staan we even stil bij de pasfrequentie en paslengte, zodat we leren om dansend en lichtvoetig over het parcours te gaan.

Kantelen vanuit de enkels

Het belangrijkste element bij de voetbeweging is het optillen vanuit de enkels in plaats van het met kracht afzetten van de voeten. Het lijkt een woordspeling, maar is een wereld van verschil. Door de enkels actief op te tillen, gebruik je de zwaartekracht maximaal om jezelf vooruit te stuwen in plaats dat je al het werk zelf doet. Het meest belangrijke element bij de voetbeweging is dus om de enkels op te tillen en vervolgens de voet zo dicht mogelijk onder je zwaartepunt weer neer te zetten (dus niet voor je, want dan rem je jezelf af, dat kost veel onnodige energie en je zet je af tegen de zwaartekracht). Je gaat overigens merken dat je met deze looptechniek direct kortere pasjes gaat maken.

Ons lichaam wil het liefst op de natuurlijke wijze hardlopen. Niet teveel nadenken dus: til je voet op, ontspan je been direct en ervaar dat je voet als vanzelf weer op de grond komt. Als je de enkels actief optilt, ervaar je dat de hiel het eerst van de grond komt. Dit in tegenstelling tot het hardlopen van de zwoegers; zij landen op de hielen om vervolgens de voet af te wikkelen en met de voorvoeten stevig af te zetten. Dit kost kracht en is de hoofdreden van de diepe voorvoetafdruk in het zand.

Een lage knie-inzet

Net als ons lichaamszwaartepunt is geplaatst in de onderbuik, blijven de knieën laag tijdens het lopen. Voor de meeste mensen is dit een totaal andere wijze van hardlopen, wat de nodige oefening vergt! Een correcte basishouding, met een hoge frequentie en een lage knie-inzet is de basis van Ki-Running. Ga ermee aan de slag en oefen tijdens de dagelijkse Ki-mile.

Het hellen vanuit de enkels als gaspedaal

Door vanuit de enkels naar voren te hellen, breng je het lichaamszwaartepunt voor je voeten en daarom neemt de zwaartekracht de rol van drijvende kracht over. Zo word je door de zwaartekracht als het ware naar voren getrokken en merk je direct hoe je als vanzelf wegloopt. Hoe verder je naar voren helt, hoe sneller je loopt om niet te vallen! Anders gezegd: hoe meer je helt, hoe sneller je loopt. De hoek van hellen is dus een soort gaspedaal. Je loopt rechtop als het ware achter de zware bal in je buik aan, die door de zwaartekracht wordt voortgetrokken. Dat zorgt voor een lichtvoetige looptechniek. Deze natuurlijke looptechniek wordt stapsgewijs in de online Ki-Running-videotraining getoond.

Bekkenrotatie

Bij de juiste stand van je bekken staat deze in één lijn met je hoofd, borst en enkels. Als je bekken te ver naar achteren staat, ontstaat er vanaf de zijkant gezien een knik in je lijf en kan het bekken lastiger draaien. Met de juiste looptechniek roteert je bekken automatisch, terwijl je bovenlichaam compact en rustig boven het draaiende bekken staat. Het bekken roteert in de richting van het been dat naar achteren zwaait. Zo win je aan paslengte. Het geheim van efficiënt lopen vanuit het bekkengebied is om elke keer dat er een been naar achteren zwaait, je bekken mee te laten roteren, waarbij het been door de buikspieren weer teruggetrokken wordt.

Het bovenlichaam

Ons bovenlichaam beweegt onder het hardlopen nauwelijks. Dit zorgt ervoor dat je stabiel loopt en geen onnodige energie verliest. Om je lichaam tijdens het hardlopen stil te houden, is de aandacht en het lichaamsgewicht in het Ki-punt in je onderbuik geplaatst. Zo vormt je bovenlichaam een vaste kolom en dat helpt je om op een natuurlijke wijze te hardlopen. Onnodige bewegingen van het bovenlichaam worden op deze wijze voorkomen.

De armzwaai

Met het hardlopen gaan de armen automatisch meebewegen. Dat kun je niet voorkomen. Een mooie manier om je armzwaai effectief te maken, is om de armen in een hoek van 90 graden te plaatsen en je vervolgens voor te stellen dat de ellebogen op wieltjes kleine cirkels maken. Hoe korter de cirkel is die de ellebogen op wieltjes maken, hoe sneller je loopt. Let goed op dat de armen geen zijwaartse bewegingen maken. Dit is een verlies aan energie en haalt je grotendeels uit balans. Zorg voor een zuivere voor-

waartse beweging, waarbij de ellebogen op wieltjes kleine cirkels maken.
De beweging van de arm is belangrijk voor het ritme en de balans. Door je armen in het juiste tempo te bewegen, volgen de benen vanzelf. Met ontspannen armen lukt het om de gewenste 180 bewegingen per minuut te maken (dit is het natuurlijke ritme tijdens hardlopen en zorgt dat je in een natuurlijk ritme terecht komt en dansend en lichtvoetig over het parcours loopt).

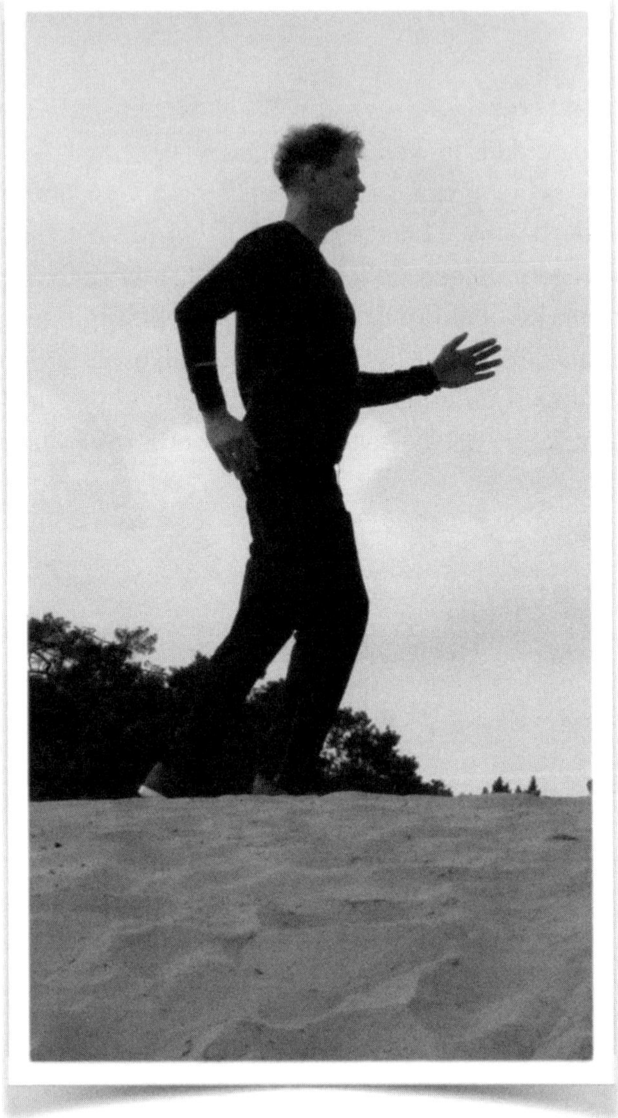

De armzwaai

1. Buig je ellebogen in een hoek van 90 graden;
2. Laat je ellebogen op denkbeeldige wieltjes rijden in een ontspannen armzwaai;
3. De armzwaai is krachtig naar achteren, maar ontspant bij de armbeweging naar voren;
4. Let op dat de ellebogen achter je middel blijven om een snelle pasfrequentie van 180 bewegingen per minuut vol te kunnen houden. Het zijn kleine cirkels met een hoge frequentie die de ellebogen draaien;

Zelf ervaren: de perfecte armzwaai

- Ontspan je schouders, houd ze laag en schud ze even los;
- Buig je ellebogen in een hoek van 90 graden;
- Laat je ellebogen op denkbeeldige wieltjes rijden in een ontspannen armzwaai;
- De armzwaai is krachtig naar achteren, maar ontspant bij de armbeweging naar voren;
- Let op dat de ellebogen achter je middel blijven om een snelle pasfrequentie van 180 bewegingen per minuut vol te kunnen houden. Het zijn kleine cirkels met een hoge frequentie die de ellebogen draaien;
- De armzwaai gaat uitsluitend in de richting waarin je loopt.

De stand van het hoofd & de looprichting

Het hoofd is, net als alle andere lichaamsdelen, geheel gericht op de looprichting. Dit reduceert overbodige bewegingen die nog wel eens tot blessures kunnen leiden en bovendien minder energie kosten. Dus geen zwabberend hoofd tijdens het hardlopen. Het hele lichaam is strak gericht op de looprichting en het recht houden van je hoofd is daarbij belangrijk.

Pasfrequentie & paslengte

Op een natuurlijke wijze lopen, betekent vooral lichtvoetig lopen. De ideale frequentie ligt rond de 180 passen per minuut. Dit is sneller dan de meeste mensen gewend zijn. De pasfrequentie is hoger, maar de paslengte is lager. Zo realiseer je direct dat je voeten landen pal onder je lichaam en de zwaartekracht je helpt in de voortbeweging. Om te wennen aan de juiste pasfrequentie kun je een metronoom gebruiken van 180 beats per minuut. Dit betekent dat elke voet 90 keer per minuut de grond raakt. Dat is de natuurlijke frequentie van het hardlopen. Speciaal voor Ki-Running zijn er Ki-Running MP3's ontwikkeld, die je helpen om te lopen in deze natuurlijke frequentie (gebaseerd op de metronoom van 180 beats). Op www.kirunning.nl vind je deze Ki-Running MP3. Voor Power Walken is er een parate mp3 gemaakt op basis van 90 bats per minuut.

We zijn vergeten dat we van nature licht en vrolijk zijn.

De Ki-flow

Hoe weet ik dat er Ki door mij heen stroomt?

We hebben Ki en de vier Ki-principes in een vorig hoofdstuk besproken. Daarin hebben we geleerd dat als we één van de vier Ki-principes toepassen, er direct een actieve Ki-flow door ons heen stroomt. Om te controleren of er Ki door je heen stroomt, kun je aan een persoon vragen om naast je te komen staan en rustig met een vlakke hand tegen je borst te drukken. Als je daadwerkelijk in je Ki-kracht staat, ben je niet omver te duwen, met geen mogelijkheid! Zo ben je er zeker van dat er een actieve Ki-flow door je lijf stroomt.

Een ander goed controlemechanisme of je in Ki bent, is je gevoel. Een actieve Ki-flow is te herkennen aan licht tintelende handen of een warm en energiek gevoel in je lijf. Iemand in zijn Ki-kracht heeft warme handen en warme voeten. Maar ook op mentaal niveau kun je Ki concreet ervaren; er overheerst een gevoel van ontspanning, rust en helderheid in je hoofd. Je hebt het gevoel de wereld aan te kunnen en je voelt een flow van energie door je lichaam. Als je jezelf zo goed en krachtig voelt, weet je zeker dat er veel Ki door je lijf stroomt. Ki-Running is bedoeld om naast voldoende beweging de

Ki-flow op gang te brengen en deze gedurende de dag vast te houden.

Hoe breng ik de Ki-flow op gang?

Het doel van de dagelijkse Ki-mile is niet alleen om een betere houding, gezondheid en conditie op te bouwen, maar ook om de Ki-flow in je lichaam op gang te brengen en deze op een hoog niveau gedurende de dag vast te houden. Ki beïnvloedt je leven op een positieve wijze op veel aspecten. Je bent zachter, energieker, gezonder en zit lekkerder in je vel. Dit noemen we met een populair woord/populaire term: *in flow zijn*.
Door het dagelijks hardlopen van de Ki-mile zorg je ervoor dat Ki maximaal door je lichaam stroomt. Je merkt Ki op verschillende manieren in je lichaam; je handen gaan 'stromen' of je voelt ze zelfs licht tintelen. Je hebt een zacht en warm lichaam en voelt je helemaal ontspannen. Er ontstaat een kalmte en je merkt dat je in je kracht zit. Met een onbelemmerde Ki-flow wordt je accu direct opgeladen en ben je energieker en krachtiger dan ooit tevoren.

Zelf ervaren: waterdruppels afslaan

- Ga in de natuurlijke houding staan met licht gebogen knieën en laat je armen ontspannen langs je lichaam hangen;
- Breng je lichaamsgewicht en je aandacht in het Ki-punt in de onderbuik;
- Schud nu je armen snel en licht op en neer alsof je waterdruppels van je vingers afslaat;

- Houd dit dertig seconden vol en voel hoe je handen en armen warm worden en gaan tintelen. Dit betekent dat de actieve energiestroom (Ki) in je lichaam op gang komt.

In flow met Ki

We hebben de beschikking over een enorme krachtbron, die onuitputtelijk is. Deze universele energie komt binnen in ons Ki-punt in de onderbuik. Door tijdens het hardlopen je lichaamsgewicht en aandacht in je Ki-punt te plaatsen, kun je veel gemakkelijker en lichtvoetiger gaan lopen. Heb je geen controle over je Ki-punt, dan is het onmogelijk om met weinig energie de maximale prestatie te leveren.
Ki-Running gaat dus over het ontspannen lopen vanuit de onderbuik. Onthoud dat spanning, verkramping en brute kracht alleen maar tot aftakeling leiden. Als Ki door je lijf stroomt, lossen spanning en blokkades in je lichaam op. Dit komt omdat tijdens het op gang brengen van je Ki-flow, de oude Ki wordt vervangen door verse Ki. Zo word je continu opgeladen. Een gemakkelijke manier om de Ki-flow in je lichaam te stimuleren, is door te visualiseren dat Ki uit je handen en voeten stroomt. Stel je tijdens de Ki-mile voor dat er onderwijl water (lees: Ki) uit je handen en voeten stroomt.

Zelf ervaren: hardlopen met stromende Ki

Via deze oefening kun je de kracht van Ki-flow tijdens het hardlopen lijfelijk ervaren.

- Ga staan in de correcte basishouding met de aandacht en het lichaamsgewicht in het Ki-punt in de onderbuik;
- Stel je nu voor dat er uit je handen en voeten een continue sterke waterstroom spuit;
- Hel vanuit de enkels licht naar voren en begin te rennen, met nog altijd de spuitende Ki uit handen en voeten;
- Ervaar de lichtheid tijdens het hardlopen en mogelijk zelfs tintelende handen en voeten. Dit komt omdat Ki direct maximaal door je lichaam en armen stroomt.

Zo gemakkelijk is Ki-Running dus! Het oproepen van de
Ki-flow is een onderdeel van de dagelijkse Ki-mile. Gedurende de Ki-mile laat je Ki uit je armen en benen stromen, terwijl je hardloopt. Ki maakt je sterk en geeft je energie.

Blokkades en verkramping halen je uit je kracht

Bij stress, spanning en verkramping blokkeert de Ki-flow en dat voelt niet lekker. Op de lange duur put een geblokkeerde Ki-flow je uit en ontstaan er mentale en lichamelijke gezondheidsklachten. Depressiviteit of een burn out ontstaan niet in één dag, maar zijn het gevolg van een langdurig geblokkeerde Ki. Hoe komt dat? Als je continu onder spanning staat of tegen het leven vecht, verkramp je, met als gevolg dat je nog meer gespannen raakt. De Ki-flow in je lichaam blokkeert direct. De dagelijkse Ki-mile is geen doel op zich, maar vooral bedoeld als jouw kwartiertje om je fysiek en mentaal sterk te maken. Binnen Ki-Running zijn geen uitputtende schema's, strenge coaches of uitdagende prestaties, er is alleen maar een ontspannen loopje van maximaal 15 minuten!

Streef tijdens het hardlopen vooral naar zacht en ontspannen lopen in plaats van naar hard en verkrampt een zelfopgelegd doel te realiseren. Laat Ki daarbij uit je armen en benen stromen.

Zelf ervaren: de Ki-visualisatieoefening

- Stel je voor dat je lijf van binnen helemaal hol is, zoals een leeg vat;
- Alleen bij je Ki-punt in de onderbuik zit een krachtige energiebal, barstensvol met bruisende energie;
- Vanuit deze energiebal in je Ki-punt stroomt er krachtige energie vrij door je verder holle lijf. Deze gaat via je holle benen en voeten de aarde in, via je holle lijf en armen de omgeving in en tenslotte via je holle lijf en hoofd de omgeving in. Probeer dit beeld te visualiseren en merk hoe krachtig de Ki-flow is die je direct opwekt. Het mentaal laten stromen van Ki geeft je een enorme oppepper. De
  Ki-boost kun je overal en altijd doen.

Kracht vanuit zachtheid

Veel mensen hebben moeite met ontspanning en verwarren dit met krachteloos of slapheid. Onterecht, er is namelijk een levensgroot verschil tussen *slap* en *zacht. Een slappe ontspanning* is doods, terwijl een *energieke, zachte ontspanning* vol leven zit. In een staat van actieve ontspanning ben je zacht en krachtig. Je bent dan in ontspannen toestand, maar hebt alle kracht tot je beschikking. Kracht vanuit zachtheid wordt dit ook wel genoemd. Zachtheid veert als een twijgje mee en is niet te breken, terwijl hardheid (zoals een grote tak) met voldoende kracht in tweeën breekt.

Er zijn veel voordelen aan een zachte, levendige houding. Wanneer je zacht en sterk bent, word je niet heel snel moe en behoud je een maximaal herstellingsvermogen. Je bent alert en scherp en voelt je rustig, energiek en ontspannen tegelijkertijd. Kortom: er stroomt maximale Ki-flow door je heen.

Jonge kinderen zijn meesters om te bewegen vanuit een zachte, energieke houding. Ooit is er een bijzonder experiment gedaan met een kleuter en enkele goed getrainde volwassen atleten. De atleten kregen de opdracht om iedere beweging en handeling van de kleuter exact na te doen. Na nog geen tien minuten hielden de atleten het uitgeput voor gezien, terwijl het jonge kind vrolijk doorging. Jonge kinderen zijn niet verkrampt en hebben daarom schijnbaar oneindig veel energie tot hun beschikking. Als jonge kinderen lopen of rennen, kun je de lichtvoetigheid bij hen waarnemen. Bij het ouder worden, ontwikkelen de meeste mensen blokkades, die zorgen dat we de zachtheid verliezen, dat we verkrampen en strammer worden. Als we daar niets aan doen, worden we steeds stijver, totdat we bij de dood compleet stijf zijn. De dagelijkse Ki-mile helpt je om zachter te worden; deze zachtheid te behouden om zo verstijving en verkramping tegen te gaan. In een Ki-flow leef je langer en gezonder en zit je elke dag gewoon lekkerder in je lijf. De mens is niet gemaakt om te verkrampen en te verstijven, met alle gezondheidsproblemen van dien. De sterkste staat van een lichaam is tevens de meest zachte staat. Dan kan de levensenergie vrij door je lichaam stromen en sta je in contact met alles om je heen.

De ontdekking van werkelijke kracht

Werkelijke kracht heeft niets te maken met sterke spierbundels. Met behulp van Ki werpen oude meesters jonge krachtige mannen omver alsof ze er niet staan. Werkelijke kracht betekent dat, wanneer je kracht in benen en armen nodig hebt, je toch ontspannen bent. Kracht vanuit ontspannenheid wordt dit genoemd.

Zelf ervaren: duwen vanuit Ki

- Een mooie oefening om je Ki-flow verder te ontwikkelen, is de duwoefening. Hierbij ga je ervaren dat je met Ki gaat duwen in plaats van met spierkracht;
- Ga ongeveer een halve meter van het te duwen object staan (dit kan alles zijn, bijvoorbeeld een deur, een object of een persoon). Het is verstandig om met een eenvoudig object als een deur te beginnen;
- Zet je rechtervoet iets voor je linkervoet, waarbij de knieën licht zijn gebogen;

- Je legt nu je intentie achter het object in de richting waarin je het wilt duwen (bijvoorbeeld de kamer waarin je de deur wilt openen);
- Leg je handpalm op het voorwerp en zorg voor goed contact;
- Richt je op een krachtige Ki-flow vanuit je Kipunt in de onderbuik en voel de Ki door je lijf stromen richting je handen;
- Start met een lange inademing door je neus en kijk recht voor je uit naar het doel. Kijk dus niet naar de handpalm, maar naar de plaats waar je het voorwerp heen wilt verplaatsen;
- Laat je handpalm met je uitgaande ademflow meegaan. Het voelt of je via je hand wilt uitademen;
- Duw nu met de Ki in je handen het object weg en merk hoe gemakkelijk het ging;
- Blijf deze oefening vaak herhalen. Begin met objecten, maar oefen later ook op mensen. Zo ervaar je aan den lijve hoe krachtig Ki is.

Wandelen is een van de beste medicijnen voor lichaam en geest.

Power Walking

Voor wie is Power Walken bedoeld?

Hardlopen is niet voor iedereen geschikt. Om toch de voordelen van Ki-Running te kunnen realiseren, is Power Walken ontwikkeld. De principes zijn hetzelfde, alleen het tempo is anders. Wanneer kun je beter gaan hardlopen en wanneer kies je voor de wandelvariant? Iedereen mag daarin zijn of haar keuze maken. Hieronder staan een aantal richtlijnen wanneer je beter kunt kiezen voor de Power Walk-variant:

- Als je te zwaar bent, is het verstandig met de Power Walk-variant te beginnen;
- Als je hardlopen absoluut niet leuk vindt, kun je beter de Power Walk-variant van de Ki-mile proberen;
- Als je snel (hardloop)blessures oploopt, is het goed met de Power Walk-variant te starten.

Wat is Power Walken?

Power Walken is eenvoudig gezegd Ki-Running uitgevoerd op een lager tempo. Je werkt met dezelfde drie elementen:

- De correcte basishouding;
- Een natuurlijke looptechniek;
- Ki-flow op gang brengen.

Het enige verschil is dat je op het moment dat je vanuit je enkels schuin naar voren helt, niet begint te hardlopen, maar in een stevig tempo wandelt met een stevig ingezette armzwaai. Het tempo van Power Walken ligt op 90 beats per minuut. Voor het Power Walken is een speciale Ki-Walking MP3 ontwikkeld, die is gebaseerd op 90 beats per minuut. Ook deze MP3 brengt je in een positieve flow.

Power Walken maakt slank!

Vooral mensen met een stevig overgewicht wordt aangeraden om met de wandelvariant te beginnen. Simpelweg omdat
Power Walken het meest effectief is om snel gewicht te verliezen. Stevig Power Walken maakt slank, zeker als je dat combineert met je mentale training. Tijdens het Power Walken verbruik je calorieën, maar ook door het 'kick back-effect' blijft het caloriegebruik nog urenlang na het volbrengen van de Ki-mile op een hoger niveau. Slank worden draait simpel gezegd om de energiebalans. Als je wilt afvallen, moet je zorgen voor een negatieve energiebalans. Dan verbruik je meer calorieën dan dat je inneemt en dat zorgt ervoor dat je afvalt. Door de dagelijkse Ki-mile verhoog je het calorieverbruik, terwijl je de voedselinname matigt. Zo krijg je een negatieve energiebalans en val je af.

Vrolijk en minder stress met Power Walken

De Ki-mile Power Walken is niet alleen voor afvallen, maar ook mentaal supergezond! Power Walken zorgt sneller dat je in Ki-flow komt en is een perfecte manier om stress te verminderen. Hoe komt dat? Tijdens het

Power Walken worden de 'geluksstofjes' endorfine en serotonine aangemaakt. Dit zijn de hormonen die ervoor zorgen dat je je blij en ontspannen voelt. Power Walken maakt je niet alleen slank, maar ook blij, rustig en minder gestrest.

De snelste weg naar geluk is de volgende:
Adem 'de toekomst' in, wees dan volledig in het 'hier en nu' en adem tenslotte 'het verleden' uit.

Ademhaling

De natuurlijke ademhaling

Ademhaling gaat op een vanzelfsprekende wijze en wordt geregeld door je autonome zenuwstelsel. We doen het gemiddeld 23.000 keer per etmaal. Als we bewegen of slapen, ademen we rustig door, zonder dat we het in de gaten hebben. Waarschijnlijk sta je nooit bij de ademhaling stil, maar dat vraag ik je nu te doen; zit je ademhaling hoog of laag in je lijf, adem je snel of langzaam? Misschien ben je wel zo geconcentreerd met iets bezig dat je vergeet adem te halen.

Gelukkig corrigeert het autonome zenuwstelsel het zuurstoftekort dan direct en herstel je dit met een diepe zucht. We gaan nu bewust stilstaan bij de juiste wijze van ademhaling. De natuurlijke wijze van ademhalen is, net als bij een baby, vanuit de buik.

De natuurlijke ademhaling **in rust** doorloopt de volgende stappen:

- De inademing gaat ontspannen door de buik los te laten, waardoor de lucht naar binnen wordt gezogen en de buik uitzet (handen komen naar buiten als je deze op je buik legt). De volledige inademing is het ontspannen gedeelte van je ademhalingscyclus (duur: 3 tellen);

- Bij de uitademing wordt je onderbuik krachtig samengetrokken en plat deze af. Je houdt als het ware tijdens de gehele uitademing druk op de onderbuik. Dit is het actieve gedeelte van de ademhalingscyclus (duur: 3 tellen);
- Daarna wacht je twee tellen en laat je opnieuw de buikspieren los, zodat de volgende inademing op ontspannen wijze weer op gang komt;
- Doe deze oefening 12 minuten achter elkaar;
- De totale ademhaling in rust duurt dus 8 seconden en dat zijn 8 ademhalingen per minuut.

Deze oefening zorgt ervoor dat je ademhaling in een klein kwartier wordt gereset en direct vertraagt naar de natuurlijke frequentie. Bovendien bouw je tijdens het doen van deze oefening een enorme voorraad Ki op in je lichaam. Tijdens het ademen kun je warm worden of voelen dat je lijf gaat tintelen. Dit komt omdat deze bijzondere ademhalingsoefening het ontspanningsmechanisme in je lichaam activeert. Doe deze oefening gecontroleerd en ontspannen en houd daarbij de aandacht in je
Ki-punt.

Ki-Running & Ademhaling

Onze ademhaling kunnen we uitstekend gebruiken om een positieve Ki-flow te bewerkstelligen. Voor de dagelijkse
Ki-mile is er een aparte ademhalingsoefening.

Zelf ervaren: ademhaling tijdens het hardlopen

- Ontspan je buikspieren en adem in via je neus. Doordat je buikspieren ontspannen zijn, heb je een lage buikademhaling. Je buik komt naar buiten bij de inademing;
- Tijdens het hardlopen, adem je direct weer uit. Bij de uitademing trek je automatisch de buikspieren in. Zo druk je als het ware via je buikspieren je adem weer uit je lichaam;
- Nadat je hebt uitgeademd, ontspan je direct je buik weer, zodat je snel en automatisch weer inademt;
- Hoe harder je loopt, hoe sneller deze ademhalingscyclus gaat. Je hoeft niets te doen. Het autonome zenuwstelsel regelt namelijk de ademfrequentie.

Om de natuurlijke ademhaling tijdens het hardlopen verder te optimaliseren, voer je de volgende oefening uit. De oefening is effectief en garandeert direct een lage natuurlijke buikademhaling.

Zelf ervaren: hardlopen tijdens uitademing

- Ga in de juiste houding staan met je aandacht en lichaamsgewicht in het Ki-punt in de onderbuik;
- Ontspan je buik en adem via je neus in;
- Tuit nu je lippen en doe net of je een ballon opblaast. Daardoor spant de buik zich automatisch en plat af. Tijdens de volledige uitademing loop je hard;
- Houd de uitademing zo lang mogelijk vol. Na de laatste uitgeblazen adem sta je direct stil en ont-

span je weer volledig. Nu adem je in stilstand rustig in;

- Je begint opnieuw tijdens de uitademing te rennen en je houdt dit zo lang mogelijk vol.

De hoeveelheid gebruikte adem minimaliseren

Het is belangrijk dat je de hoeveelheid adem die je binnenkrijgt, aanpast aan het niveau van de activiteit. Tijdens het hardlopen heb je meer ademvolume nodig dan als/wanneer je in rust bent. Als de hoeveelheid adem die je per minuut binnenkrijgt te groot is voor de activiteit die je verricht, heb je last van hyperventilatie. We zijn over het algemeen te scheutig met ademhalen en daardoor hebben veel mensen hyperventilatieklachten. Dit betekent dat je bij de ademhalingsoefeningen in rust de hoeveelheid adem probeert te knijpen. Je gaat merken dat je rustiger wordt en je warme handen krijgt (zuurstof in cellen en Ki-flow door je lichaam). Doe hiervoor de oefening met de natuurlijke ademhaling als basis.

Als je hardloopt, moet je niet bij de hoeveelheid adem stilstaan. Het ademvolume wordt vanzelf geregeld door het autonome zenuwstelsel. Als je in rust bent, is het belangrijk om de hoeveelheid ingenomen adem te minimaliseren en deze aan te passen aan de toestand van rust. Dit betekent concreet langzaam ademhalen met een klein volume en de frequentie 3 seconden inademen, 3 seconden uitademen, 2 tellen rust. Als je in rust langzaam ademhaalt, maar toch grote teugen adem binnenhaalt, hyperventileer je alsnog. Het is met adem hetzelfde als met voedsel;

hoe soberder je met het ademvolume omgaat, hoe beter dit is voor je gezondheid is. Zo zorg je dat je niet teveel ademvolume hebt voor de arbeid die je op dat moment levert.

Wat is de juiste ademfrequentie?

In rust is een normale ademfrequentie tussen de 8 en 12 keer per minuut. Dit betekent dat je grofweg elke 8 seconden (3 tellen in, 3 tellen uit, 2 tellen rust) eenmaal ademhaalt. We tellen daarbij de inademing, de uitademing en de rust als één. Door stress en spanning halen veel mensen vaak in rust frequenties boven de twintig ademhalingen per minuut. Dit betekent dat deze mensen dan continu aan het hyperventileren zijn, wat slecht voor de gezondheid is en heel veel vage gezondheidsklachten oplevert. Wil je je ademhaling resetten, gebruik dan de onderstaande oefening.

Zelf ervaren: het resetten van je ademhaling

- Ga op je rug liggen, leg je handen op je onderbuik en sluit je ogen;
- Voel het contactvlak tussen het matras en je rug;
- Ontspan je buik, plaats je lichaamsgewicht en aandacht daar en adem via je neus in (4 seconden);
- Tuit nu je lippen en doe net of je een ballon opblaast tijdens de uitademing. Daardoor spant de buik zich automatisch en plat af (4 seconden);
- Je stopt met ademhalen en ontspant weer volledig (4 seconden);
- Nu adem je weer rustig in.

Houd bovenstaande oefening minimaal 10 minuten vol om vervolgens te ervaren dat je ademhaling volledig gereset is.

Als je goed kijkt, kun je elke dag iets moois zien.

Zachte ogen

Harde en zachte ogen

Met onze ogen kunnen we goed focussen. Zonder deze focus hadden we het als soort waarschijnlijk niet overleefd. We moeten een potentieel gevaar snel en goed kunnen onderscheiden en kunnen volgen. Dit overlevingsmechanisme kan ons ook danig in de weg zitten. Focus leidt namelijk automatisch tot spanning en stress en juist dat wil je voorkomen om in je Ki-flow te komen.

Let maar eens op; als je je echt concentreert, kruip je in elkaar, knijp je je ogen samen om goed te kunnen focussen en ontstaat er spanning in je lichaam. Dit is wat bedoeld wordt met *harde ogen*. Ervaar zelf met de onderstaande oefening wat harde ogen met je doen.

Zelf ervaren: harde ogen

- Kies een object op een paar meter afstand;
- Focus je volledig op dat object. Bij de concentratie schakel je de rest van je blikveld uit. Je vernauwt je blikveld tot het ene object dat je hebt gekozen;
- Neem nu waar wat er met je lichaam gebeurt (gespannen gezicht, hogere ademhaling en misschien zelfs hoofdpijn);
- Dit is het effect van harde ogen.

Het volledig focussen op een specifiek object, zorgt blijkbaar voor spanning in het lichaam en dat leidt automatisch tot een hoge ademhaling. Dit zijn precies de zaken die je niet wilt bij het lopen van je dagelijkse Ki-mile.
Er is ook een andere manier van kijken, die *zachte ogen* wordt genoemd. We kijken dan met een wijde blik naar buiten, zodat je de totale omgeving ziet zonder jezelf specifiek te focussen. Je ziet in een 180 gradenblikveld wat er allemaal om je heen gebeurt. Met de onderstaande oefening kun je het *zachte ogen*-principe uitproberen.

Zelf ervaren: zachte ogen

- Kijk opnieuw naar het object wat je in de vorige oefening koos, maar nu zie je bewust ook de rest van de omgeving. Verlies het object niet uit het oog, maar verbreed je blikveld naar 180 graden;
- Ervaar direct de ontspanning, dat je lichaam zachter wordt en je ademhaling direct zakt naar je Ki-punt in de onderbuik;
- Dit is het effect van zachte, open ogen.

Met zachte ogen heb je een groot blikveld en overzie je het totaal. Daardoor zakt de ademhaling en ontstaat er automatisch ontspanning. Je kunt het effect tussen harde, gefocuste ogen en zachte ogen goed ervaren door eerst iemand met strakke, priemende ogen een hand te schudden en vervolgens dezelfde handeling met zachte ogen uit te voeren. Waarschijnlijk merk je direct dat de ander de eerste situatie niet prettig vindt. Nu schudt je nogmaals de hand, maar

dan met zachte ogen en een automatisch veel diepere ademhaling en ontspanning.
Bespreek de twee situaties met de ander en je hoort zeker dat de tweede keer een veel fijnere ontmoeting was. Harde ogen met een gefocuste blik zorgt direct voor spanning in je lichaam en haalt je ademhaling omhoog.

Zachte ogen bij Ki-Running

Zachte ogen met een wijde, open blik zorgen automatisch dat je zacht en ontspannen bent. Dat is ook de wijze waarop je de dagelijkse Ki-mile wilt lopen. Zo overzie je de gehele omgeving tijdens het hardlopen. Jezelf bewust richten op *zachte ogen* helpt om van spanning naar ontspanning te gaan.

Uiteindelijk worden al je lichaamscellen gebouwd met het voedsel dat je eet.

Voeding

Overgewicht is niet nodig!

Werkelijk nergens wordt zoveel over gepraat als over afvallen. Het lichaamsgewicht en gezond voedsel zijn zelfs de twee belangrijkste onderwerpen voor hardlopers. En niet alleen voor hardlopers. Artikelen en boeken over de juiste voeding en diëten kunnen rekenen op grote aantallen lezers. Helaas zijn de adviezen in al die boeken en artikelen vaak tegenstrijdig, zodat je al snel het spoor bijster raakt.
Binnen Ki-Running streven we voor de mensen met overgewicht naar een negatieve energiebalans. Dit betekent dat je meer energie verbruikt dan dat je binnenkrijgt.
De mentale minste is belangrijk bij afvallen. Door de dagelijkse Ki-mile verhoog je het dagelijkse energieverbruik, heb je minder trek en verlaag je de calorie-inname. Doordat je de beide effecten combineert, val je kilo's af.
Volg de eenvoudige tips in dit hoofdstuk; zeker weten dat je voedingspatroon zich verbetert en dat een boost geeft voor je gezondheid.

Onze genen stammen niet uit ons fastfood-tijdperk

De oudst bekende mensachtigen in Afrika zijn 4 miljoen jaar oud. De huidige vorm, homo sapiens, is naar schatting 125.000 jaar oud. Kortom, we hebben oergenen in ons lichaam, die nog leven in het stenen tijdperk en zeker niet zijn aangepast aan de fastfoodmaatschappij met verpakt voedsel, die slechts 50 jaar oud is. Door verkeerde eetgewoonten ontstaan er stille ontstekingen in ons lijf, die al snel kunnen uitgroeien in allerlei niet gewenste en chronische gezondheidsklachten.
Dat onze genen nog in het stenen tijdperk leven, betekent dat ons lichaam het best gevoed kan worden met voedsel dat zo puur mogelijk is. Natuurlijk voedsel is rijk aan kalium, wat we voor onze gezondheid nodig hebben, terwijl bewerkt voedsel vooral rijk is aan zout, wat dan ook weer snel leidt tot een verhoogde bloeddruk, hart- en vaatziekten, nierziekten en kanker.
Een teveel aan snelle koolhydraten, frisdrank, fastfood, pizza's en ijs leidt onherroepelijk tot obesitas en in ieder geval tot gezondheidsklachten. Door een verkeerd voedingspatroon is diabetes op dit moment de meest voorkomende chronische ziekte in Nederland. Volgens het diabetesfonds hebben al ruim 1,2 miljoen mensen een vorm van diabetes en komen daar elke week 1.200 nieuwe gevallen bij. Kortom: als je gezondheid je lief is en je wilt echt afvallen, is het tijd om over te schakelen op natuurlijk voedsel dat past bij je oergenen.

Dit zijn de richtlijnen van het oerdieet

In de oertijd was er geen koelkast en waren er geen fastfoodketens, koekjesfabrieken, frisdrank of een intensieve voedingsindustrie. Er was alleen vers voedsel van het seizoen en water. Mensen moesten eerst op pad om dan pas eten te krijgen en ze vestigden zich nabij water. Met onze oertijd als inspiratiebron is speciaal voor Ki-Running het oerdieet ontwikkeld. Het oerdieet ziet er als volgt uit:

- 1,5 tot 2 liter water per dag drinken;
- Niet direct met een ontbijt beginnen, maar het liefst eerst beweging (vetverbranding) om daarna pas te gaan eten;
- Veel groenten, olijfolie, eieren, verse vis, fruit, kip, noten en peulvruchten in je dieet;
- Weinig brood, melk, verzadigde vetten, rundvlees, koffie en thee, wijn, bier in je dieet;
- Geen suiker, sterke drank, fastfood, witbrood, varkensvlees en frisdrank in je dieet;
- In Nederland hebben we weinig zon en zitten we veel binnen. Vitamine D3-preparaten of levertraan is dan ook noodzakelijk om deze belangrijke vitamine binnen te krijgen.

Ki-Running helpt met afvallen

In onze westerse wereld wordt veel voedsel gemanipuleerd en worden er allerlei (chemische) stoffen toegevoegd. De welbekende E-nummers staan op praktisch iedere verpakking. De massaproductie en de druk om op de meest goedkope wijze te produceren, doen de rest. De menselijke maat is verdwenen. Dit maakt dat veel voeding uit de verpakking wel vult, maar niet voedzaam is en weinig voedingswaarde heeft. Dit heeft tot/Met als gevolg dat je weer snel honger hebt en uiteindelijk meer eet dan dat je op een dag verbrandt. Er ontstaat een positieve energiebalans en je komt aan. Het gevolg is dat steeds meer westerse mensen overgewicht hebben. Zwaarlijvigheid is een echte volksziekte geworden. Een hele industrie is bezig met het produceren en het verkopen van afslankmiddelen om dit welvaartsprobleem te lijf te gaan. Er is ook een natuurlijke wijze van afvallen en die begint bij het bovenbeschreven oerdieet.

Daarnaast helpt Ki-Running je effectief met afvallen:

- Ki zorgt ervoor dat je zintuigen gevoeliger worden, waardoor je smaakgevoel verbetert. Hierdoor neemt je behoefte aan puur en zuiver voedsel toe, terwijl de hang naar veel (vet en smaakloos) voedsel afneemt;
- Ki vermindert stress, wat zorgt dat je niet teveel eet als gevolg van stress en negatieve emoties;
- Wil je vetweefsel kwijt, ga dan de Ki-mile lopen voordat je iets eet. Je lichaam schakelt automatisch over op vetverbranding, omdat er geen glucose vanuit voedsel beschikbaar is;
- Bij de dagelijkse Ki-mile met opwarming moet je rekenen op een extra calorieverbruik van je gewicht keer twee. Als je 80 kilogram weegt, raak je direct 160 calorieën kwijt. Indirect zijn dat veel meer calorieën door het 'kick-back-effect'. Na de dagelijkse Ki-mile blijft de vetverbranding zeker nog een paar uur aanstaan;
- Voor je vetverbranding is water nodig. Tijdens het afvallen is anderhalf tot twee liter water per dag dan ook noodzakelijk. Door veel water te drin-

ken, heb je minder honger en wordt de vetverbranding gestimuleerd. Veel mensen verwarren dorst met een hongergevoel. Begin bij twijfel eerst met een glaasje water. In veel gevallen is je honger daarna verdwenen.

Je maag is niet groter dan een handjevol

Soberheid en matigheid zijn in zijn algemeenheid goede eigenschappen, maar bij de inname van voedsel zelfs cruciaal. Onze maaginhoud is niet veel groter dan een handjevol. Als je iedere maaltijd grote hoeveelheden eet, wordt de maag almaar groter en duurt het langer voordat je een verzadigd gevoel krijgt. Zo ontstaat er een eetspiraal, die je niet wilt. Bij te grote porties voedsel, ben je er bijna zeker van dat de kilo's er snel aankomen. Begin met het eten van kleine porties, je maag krimpt en je bent eerder verzadigd. Een handjevol voedsel per keer is prima.

Eet na acht uur in de avond niets meer. 's Nachts als je slaapt, wordt je maagfunctie stilgelegd en verteer je niets meer.

Je bent wat je eet

Een mens bestaat uit cellen, die worden opgebouwd uit bouwstoffen die wij uit ons voedsel halen. Elke zeven jaar zijn alle cellen compleet vervangen. Het is niet raar te veronderstellen dat de kwaliteit van ons lichaam wordt bepaald door de kwaliteit van ons voedsel. Wie wil er echt zwaarlijvig zijn? Dit is gechargeerd bedoeld, maar heeft wel een kern van waarheid in zich. Onze celopbouw is afhankelijk van de kwaliteit van het voedsel dat we tot ons nemen.

Puur voedsel is uiterst belangrijk om gezond te blijven en misschien zijn we verleerd om puur en authentiek voedsel te herkennen. Diep van binnen weten we uiteraard dat frisdrank, suiker, te vet en teveel zout voedsel slecht voor onze gezondheid is, maar toch werken veel mensen het onbewust in grote hoeveelheden naar binnen. Volg je innerlijke stem en eet gezond, vezelrijk en uitgebalanceerd en drink twee liter water per dag. Hoe slanker je bent, hoe meer je geniet van de dagelijkse Ki-mile.

Als je altijd zegt dat je te druk bent, wordt het nooit meer rustig.

Stress & burn out

Hardlopen heeft effect op ons brein

Een mens is gebouwd om te bewegen en niet om meer dan acht uur lang per dag te zitten. Uit een recent onderzoek is gebleken dat de gemiddelde Nederlander meer dan 8,4 uur per dag zit. Niets voor niets wordt 'zitten' het nieuwe roken genoemd. Door te hardlopen, stimuleer je hormonen. Hoe werkt dat? Duursporten en bewegen maken hormonen vrij in je lichaam, die je jonger doen voelen en gelukkiger maken. De gelukmakende stofjes zijn: serotonine en endorfine. Deze blij makende stofjes missen depressieve mensen meestal, waardoor allerlei lichaamsfuncties verstoord raken. Je slaapt slechter, je hebt behoefte aan ongezond eten, je bouwt snel spanning op en je seksleven staat op een laag pitje. Dan is het hoog tijd om deze geluk makende stofjes weer aan te maken.

Dagelijks hardlopen of Power Walken maakt in je lijf de positieve hormonen aan en stimuleert de doorbloeding in onze hersenen. Dit zorgt voor een betere werking van je hersenen, zoals:

- Je presteert beter;
- Komt sneller bij je inspiratie;
- Ervaart meer gevoelens van geluk;
- Je reduceert spanning en stress.

Stress en spanningen van alledag

We leven in een hectische tijd en de kans dat ook jij een druk en hectisch dagprogramma hebt, is aannemelijk. Juist dagelijks hardlopen brengt evenwicht in je wellicht drukke leven. Hardlopen is een meer dan uitstekende manier om drukte en spanningen te elimineren. Vooral als je even een dip hebt of je futloos voelt, geeft hardlopen je toegang tot een positieve Ki-flow. Je ertoe zetten om je hardloopschoenen te pakken en de Ki-mile te lopen, in plaats van voor de buis neer te ploffen, is soms een opgave. Maar als je na de oefeningen en de Ki-mile weer ontspannen en in flow onder de douche staat, voel je hoe de energie door je lijf stroomt. Zo kun je de dagelijkse spanning en druk goed aan en stimuleer je de aanmaak van geluk makende stofjes! Ons lichaam heeft een grotere genezingskracht dan de farmacie ons wil doen geloven. Zie hardlopen als de natuurlijke antidepressiva, maar dan eentje zonder nare bijwerkingen.

Hoe werkt de natuurlijke antidepressiva?

Simpelweg komt door het hardlopen de productie van blij makende hormonen op gang. Je lichaam wordt sterker en je conditie verbetert. Op een gegeven moment word je zelfs verslaafd aan het hardlopen. De blij makende hormonen voelen zo goed, dat je iedere dag uitkijkt naar je portie geluk tijdens het lopen. Het hardloopvirus heeft je dan te pakken. Je koppelt gelukzaligheid aan het hardlopen en het lichaam maakt steeds gemakkelijker de gelukshormonen aan. Zo kom je in een positieve spiraal terecht. De verslaving aan het hardlopen komt door het beloningssysteem van ons brein. De stofjes die je tijdens hardlopen en Power Walken aanmaakt, hebben dezelfde werking als drugs, alcohol of sigaretten. Het is dus eenzelfde soort verslaving, maar dan met alle gezondheidsvoordelen van dien. Het helpt je met je Ki-flow, zorgt voor een diepe, rustige ademhaling en een scherper brein en je voelt je tevreden en gelukkig. Hardlopen is dus verslavend, maar vooral een uitstekende vervanger voor meer destructieve verslavingen als drugs, roken en eetverslaving.

Hoe vaak moet je hardlopen om een depressie te voorkomen?

De dagelijkse Ki-mile is optimaal om psychische klachten aan te pakken. De natuurlijke manier van hardlopen voorkomt daarnaast overbelasting en blessures, terwijl er wel sprake is van een belasting van het hart- en vaatstelsel, zodat de geluk makende stofjes worden aangemaakt. Heel lang hoef je ook niet te hardlopen, want de endorfine en serotonine komen al na vijf minuten vrij. Power Walken moet overigens op een stevig tempo worden uitgevoerd, zodat de hartslag door het snelwandelen hoger wordt. Een hartslag tussen de 100 en de 120 slagen per minuut onder het lopen, is ideaal voor de trainingssituatie. Dit betekent dat je met deze hartslag stevig dooradem, maar net niet aan het hijgen bent of buiten adem raakt.

Als je negatieve gedachten door positieve gedachten gaat vervangen, krijg je automatisch POSITIEVE RESULTATEN.

Een positieve geest

De geest leidt het lichaam

Waarom in het boek Ki-running een hoofdstuk over positiviteit? Eenvoudigweg omdat als je vooral negatief bent ingesteld, je de Ki-flow wel kunt vergeten.
Ieder mens heeft een geest en een lichaam. De eerste interessante vraag is wie van de twee de leiding heeft. Volgt de geest het lichaam of volgt het lichaam de geest? Door de onderstaande oefening nauwgezet uit te voeren, ervaar je direct het antwoord.

Zelf ervaren: wie heeft de leiding over lichaam en geest?

- Ga rechtop op een stoel zitten met je beide voeten plat op de grond;
- Breng nu je aandacht naar het contactvlak tussen de stoel en je billen (je voelt je billen op de stoel zitten);
- Terwijl je de aandacht blijft vasthouden op het contactvlak billen met de stoel, probeer je tegelijkertijd op te staan;
- Merk op dat het onmogelijk is om op te staan. Je lichaam volgt de geest en omdat deze bij het contactvlak tussen billen en stoel is, kun je niet opstaan.

Uit deze oefening leren we dat de geest het lichaam leidt. Dit betekent praktisch dat een vechtende geest

uiteindelijk leidt tot een vechtend lichaam. Niet zelden wordt een vechtend lichaam uiteindelijk een ziek lichaam en juist dat willen we door de dagelijkse Ki-mile voorkomen. Het continue gevecht (lees: stress) zien we in het dagelijkse leven om ons heen. Niet voor niets stellen medici dat 80% van alle ziekten direct of indirect gerelateerd is aan stress. En stress is bij uitstek het vechten tegen ongewenste situaties, waardoor je geestelijk onder druk komt te staan. Uiteindelijk kan daardoor je lichaam ziek worden. Het ontwikkelen van een positieve, ontspannen geest is dus van belang voor je gezondheid en daarom nemen we dit onderdeel nadrukkelijk mee in
Ki-Running.

In de wereld is zowel positieve- als negatieve Ki

Het universum als één, maar zij manifesteert zich op aarde altijd in twee tegengestelde krachten. Deze dualistische theorie (Yin/Yang) kom je overal op aarde tegen. Waar leven is, is ook de dood en waar hoog is, is ook laag en sterkte kan niet bestaan zonder zwakte. Het zonlicht en de geboorte zijn bijvoorbeeld positief, maar de dood en de nacht zijn voor veel mensen juist negatief geladen.

Positiviteit kan niet bestaan zonder negativiteit, terwijl deze twee krachten toch tegengesteld zijn. Iets of iemand heeft altijd een positieve alsook een negatieve kant in zich. Zo geldt dat Ki laten stromen positief is en Ki vasthouden negatief geladen is. Er bestaat blijkbaar positieve Ki, maar ook negatieve Ki.

Aan alles en iedereen zit dus een negatieve en een positieve kant. Het is maar waar je de focus legt. Niets of niemand is helemaal goed en niets of niemand is helemaal fout. Je mag zelf kiezen aan welke kant je gaat staan. Verdiep je eens in het volgende dagelijkse voorbeeld. Op de vraag: "Hoe gaat het?" kun je zowel positief antwoorden "Het gaat goed en ik doe gave dingen", alsook een meer negatieve insteek "Ik heb het druk, druk, druk". Beide kanten kunnen evengoed de waarheid zijn. Je mag zelf kiezen, waar je de nadruk legt. Maar als je elke keer zegt dat het "druk, druk, druk" is, gaat dat nooit veranderen. Negativiteit straal je overigens ook uit. Iedereen herkent wel dat je met een groepje staat te praten en het reuzegezellig is. Ineens komt er een nukkig iemand bij de groep staan en de sfeer slaat direct om.

Je mag zelf kiezen

Ieder mens is vrij te kiezen voor positiviteit of negativiteit, simpelweg omdat je een vrije keuze hebt. Wil je in de zon lopen en een leven vol activiteit, dan moet je eenvoudigweg positieve Ki ontwikkelen tijdens de dagelijkse Ki-mile. Als je in de schaduw wilt lopen en somber wilt zijn, moet je negatief gebruik maken van je geest. Je mag zelf kiezen.

Hoe kies je voor positiviteit?

Door positieve gedachten te ontwikkelen, je Ki te laten stromen en door in ieder geval een positieve houding naar het leven aan te nemen. De Ki-Running MP3 / Ki-Walking MP3 zijn ontwikkeld om je dagelijks een flinke portie positieve gedachten mee te geven.

Het geheim van een gelukkig leven

In mijn leven ben ik maar weinig mensen tegengekomen die niet gelukkig willen zijn. Maar degenen die hun geest negatief gebruiken en zich richten op alles wat niet werkt, kunnen dat gelukkige leven wel vergeten. Een positief leven begint bij een positieve houding, waarin je positieve Ki laat stromen. Dan komt het succes en het geluk vanzelf. Daarom is de dagelijkse Ki-mile zo goed voor je. Het traint je lichaam om fit en gezond te blijven en je geest positief te laden.

Je bouwt je eigen wereldbeeld

Elke dag positief op je laten inpraten, werkt dat dan? Een belangrijk psychologisch onderzoek werd ooit in 1966 gedaan aan de Harvard University in de Verenigde Staten. Professor Rosenthal nam in een willekeurige High School-klas intelligentietesten af van alle leerlingen, maar vervalste vervolgens de uitkomsten willekeurig. Iedere leerling kreeg een intelligentiescore van een andere leerling. De professor gaf de uitkomsten van de intelligentiescores aan de leerkracht, die overtuigd was dat het de daadwerkelijke scores van de leerlingen waren. Aan het einde van het schooljaar bleek dat de leerlingen die volgens de vervalste tests als 'intelligent' aangemerkt waren, daadwerkelijk ook betere resultaten op school behaalden dan degenen die als 'minder intelligent' golden. Dit ondanks hun werkelijke intelligentie. Een verklaring voor dit verschijnsel is dat de leraar meer van zijn 'intelligente' leerlingen verwachtte en er onbewust meer aandacht aan besteedde, waardoor hij ze bevoordeelde en ze daadwerkelijk beter gingen presteren. Wat we uit dit belangrijke onderzoek kunnen meenemen, is dat de wijze waarop je naar de wereld kijkt, je werkelijkheid beïnvloedt en zelfs vormt.

Een Ki-Running MP3 met positiviteit op je hoofd

Wie is van plan om zich bewust te omringen met negatief gestemde mensen en negativiteit? Niemand toch en zeker jij niet! Dan is het een goed idee om de dagelijkse Ki-mile te gaan lopen, de positieve Ki in jou te activeren en je te laten infecteren met de positieve Ki-Running MP3 / Ki-Walking MP3. Het positieve 'brain power food' zorgt dat je gevoed wordt met positieve gedachten, het Ki-punt in je buik handhaaft en dat er daardoor een positieve Ki-flow door je lijf gaat. Zo wordt je levenskracht elke dag gestimuleerd en geactiveerd en ontstaan er meer positieve gedachten.

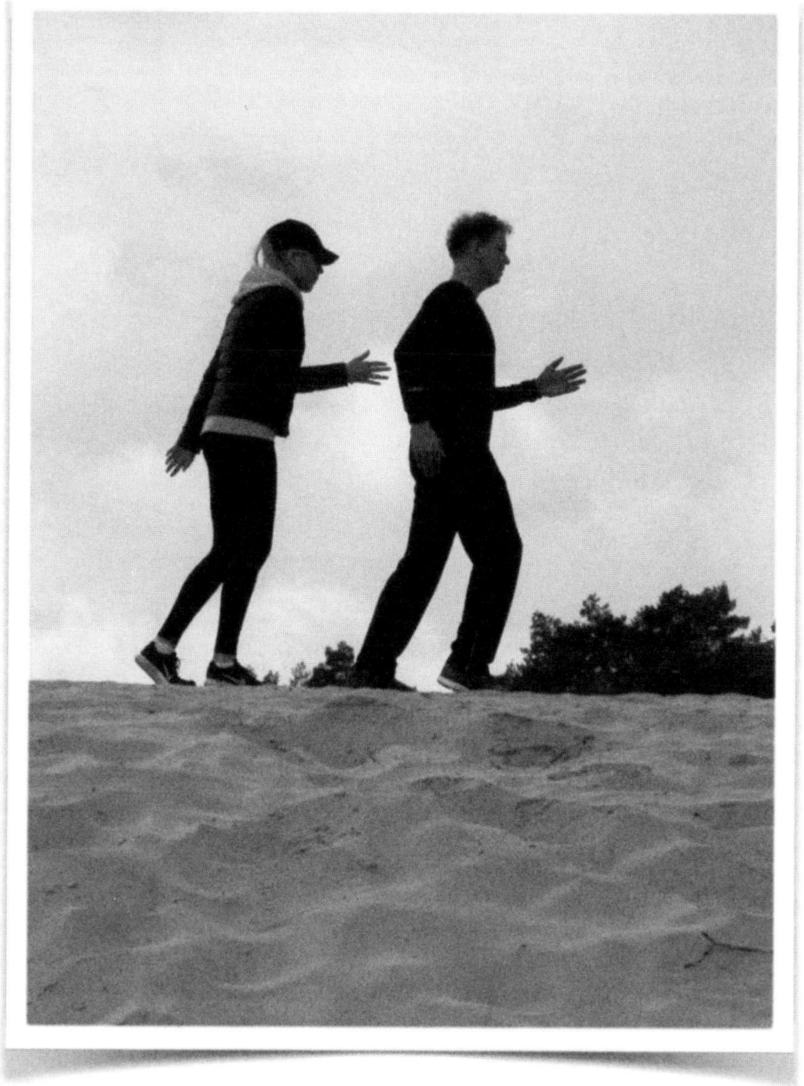

Aan de slag

Aan de slag

Nu je dit boek hebt gelezen, is het tijd om aan de slag te gaan. Je wordt niet gezonder, energieker en fitter als je het bij het lezen van dit boek houdt. Beslis in ieder geval om met de
Ki-mile aan de slag te gaan. Hoewel je na één keer de kracht van de Ki-mile kunt ervaren, duurt het gewoonlijk een aantal maanden voordat de Ki-mile een vast onderdeel in je leven is geworden. Je hebt discipline nodig om door te zetten.
Ki-Running is geen hardloopmethode, maar een levensinstelling waar je vol voor gaat. Hoe langer je de Ki-mile dagelijks loopt, hoe energieker, krachtiger en gezonder je wordt.

Te enthousiast beginnen is een valkuil

Bij het dagelijks hardlopen van de Ki-mile ga je al heel snel merken dat je gezondheid, energie en conditie verbetert. Veel mensen raken dan zo enthousiast dat ze snel meer willen. Maar meer is niet per definitie beter! Onze spieren, pezen en gewrichten hebben veel langer de tijd nodig om zich aan te passen aan de dagelijkse Ki-mile. In dit geval geldt dat de zwakste schakel leidend is. Doe daarom aan het begin rustig aan en houdt rekening met je spieren, gewrichten en pezen. Deze waarschuwing geldt zeker als je de laatste jaren weinig aan sport hebt gedaan.

Samen hardlopen motiveert

Er werkt niets zo motiverend dan samen de dagelijkse Ki-mile te lopen. Waarom is dat zo? Je houdt het gemakkelijker vol en als je een dag geen zin in het lopen hebt, helpt de ander jou om toch je hardloopschoenen aan te trekken. Je kunt elkaar corrigeren in de looptechniek, houding, positieve mindset en achteraf bij een kop thee nog even doorpraten. Hier geldt dat je zeker niet elke dag samen hoeft te lopen, maar dat het gezellig en zinvol is om dat af en toe wel te doen. Zoek een hardloopmaatje, partner, vriend of vriendin om met de dagelijkse Ki-mile te beginnen. Zeker weten dat jullie er beiden gezonder van worden, energieker in het leven staan, beter in je vel zitten en chronische gezondheidsklachten beter op afstand kunnen houden.

Niet ieder mens is hetzelfde

Niet ieder mens is hetzelfde, daarom is de opbouw van de
Ki-mile ook per mens verschillend. Soms kunnen mensen de eerste keer de dagelijkse Ki-mile al voluit hardlopend afleggen, anderen hebben daar een maand voor nodig. Jij bent leidend in de opbouw. In zijn algemeenheid geldt: bouw de
Ki-mile rustig op. Leg de eerste Ki-mile in het tempo van Power Walken af en ga dan langzaam stukjes over in hardlopen. Bouw de Ki-mile verder op. Als je jezelf goed voelt, loop je een of twee minuten hard

om daarna weer te vervolgen door Power Walken en zo je lichaam weer te ontspannen. Weet dat je elke dag loopt en rustig opbouwen een belangrijke voorwaarde is om het ook leuk te houden en blessurevrij vol te houden.
Binnen Ki-Running zorgen de basishouding en de natuurlijke looptechniek dat je spieren, gewrichten en pezen zo min mogelijk worden belast. Samenvattend: loop binnen de dagelijkse Ki-mile in het begin niet langer dan twee minuten hard achter elkaar en rust dan weer even door te Power Walken. Blijf wel in beweging en sta niet stil. Een rustige opbouw is het geheim van blessurevrij blijven lopen.
Als je onzeker bent of je het allemaal wel goed doet, kun je de online Ki-Runningcursus aanschaffen, die je stap voor stap helpt.

Wat doe je bij blessures?

Als je toch last krijgt van spieren of gewrichten, probeer dan eerst de Ki-mile te Power Walken en neem anders helemaal rust. Bij blessures is het altijd raadzaam een arts te raadplegen en vooral niet te forceren. Luister goed naar je lichaam.

Wat doe je als je een baaldag hebt?

De dagelijkse Ki-mile is bedoeld om deze ook elke dag te lopen. Natuurlijk heeft iedereen wel eens een baaldag of andere verplichtingen. Bij iedereen is met een beetje creativiteit dat kwartiertje op een dag wel ergens te vinden. Mocht dat toch niet lukken, zorg dan dat je minimaal 5 keer per week de
Ki-mile loopt. Als je niet 5 keer een kwartier per

week voor jezelf kunt vrijmaken, heb je een probleem om te overdenken.

Elke Ki-mile begint met de KI-START (warming up)

Ga nooit direct de Ki-mile lopen, maar begin elke hardloopsessie met de warming up, die eerder in dit boek is beschreven. Niet alleen maak je op deze wijze je spieren en lichaam klaar voor de inspanning, maar de warming up brengt je direct in een positieve Ki-flow.

Afwisseling houdt de Ki-mile levendig

Niet ieder mens is hetzelfde. De ene mens schikt zich in dagelijks de Ki-mile te lopen, de andere mens zoekt variatie. Dat kan zijn in trainingsbelasting, maar ook variatie in trainingen of de vorm. Altijd hetzelfde rondje lopen, vinden sommigen echt vervelend. Pas de Ki-mile aan je eigen wensen aan; je mag ook een langere afstand lopen als je daar behoefte aan hebt. Een 5 kilometerloop in het weekend is prima. Als je maar voor ogen houdt dat je de volgende dag wederom de Ki-mile moet kunnen voltooien. Het is voor de afwisseling ook geweldig om de Ki-mile een keer op blote voeten op het strand te lopen. Niet alleen is op blote voeten lopen goed voor de geaardheid, het zorgt er ook voor dat bijna automatisch de techniek verbetert. Variatie en meer trainen dan de dagelijkse Ki-mile is dus prima.

Checklist als je de Ki-mile loopt

Als je de dagelijkse Ki-mile loopt, houd de volgende checklist in je hoofd bij en vink de punten af:

- Controleer de basishouding (rechtop, 70% gewicht midden- en voorvoeten, schouders laag, borst iets omhoog, lichaam een kolom;
- Aandacht en lichaamsgewicht in je Ki-punt in de onderbuik brengen;
- Kijken met zachte ogen en de hele omgeving zien;
- Zet de Ki-Running MP3 / Ki-Walking MP3 op (alleen op plaatsen waar geen verkeer is);
- Hel licht voorover vanaf de enkel, zodat de zwaartekracht je helpt;
- Door de hellingshoek bepaal je als een gaspedaal je snelheid;
- Loop kleine pasjes, waarbij je de voeten recht onder je lichaam neerzet;
- Loop in een ritme van 180 beats, zodat je licht en dansend over het parcours gaat.

Tips bij het lopen

Dit boek sluiten we af met een vijftal tips. Ze helpen je om de dagelijkse Ki-mile vol te houden en er vooral plezier in te hebben.

Tip 1: plezier maken

Niets motiveert zoveel als plezier maken. Als je plezier maakt en het fijn vindt om te hardlopen, anker je deze positieve ervaring en dat zorgt dat je de volgende dag gemotiveerd bent om wederom een Ki-mile te lopen.

Tip 2: Iedereen kan Ki-Running doen

Iedereen, van jong tot oud, van man tot vrouw kan deelnemen aan het Ki-Runningprogramma. Niemand is te dik, te onsportief of te oud. Mocht je al gezondheidsklachten hebben, overleg dan eerst met je behandelend arts of de huisarts of Ki-Running geschikt voor jou is. Verder zijn er geen beperkingen. Iedereen die loopschoenen en loopkleding heeft, kan meedoen.

Tip 3: Al het weer is goed/Elk weertype is goed

We leven nu eenmaal in Nederland en elk weertype is geschikt om de dagelijkse Ki-mile te lopen. Alleen bij sneeuw en gladheid moet je het tempo van je Ki-mile aanpassen op de weersomstandigheden.

Tip 4: Gewoon doen!

Als je wilt, is er altijd wel een reden te vinden om de dagelijkse Ki-mile niet te volbrengen. Net zoals je ook altijd een reden kunt vinden om deze wel te rennen. Gewoon gaan lopen en niet te lang nadenken. Meestal is de Ki-mile binnen het kwartier alweer gedaan!

Tip 5: Begin met het 108 dagenprogramma

Denk niet meteen te groot en begin eenvoudig met het 108 dagenprogramma. Na deze 108 dagen zit de dagelijkse

Ki-mile in je systeem en wil je het doorzetten, vanwege het goede gevoel en de positieve Ki-flow, waar je de hele dag in verkeert. Na de 108 dagen is 5 keer per week een Ki-mile lopen voldoende.

De Ki-Running checklist

Hiernaast zie je een checklist voor Ki-Running. Maak een foto op je smartphone, zodat je de checklist altijd bij de hand hebt.

Veel plezier met de Ki-mile!

Ki-Running checklist

De natuurlijke basishouding

1. Knikje in knie
2. Hoofd in nek, touwtje omhoog (lang)
3. Schouders naar achteren rollen en laag
4. 70% gewicht op voor- en middenvoeten
5. Rechte lijn: nek, schouders, heupen en enkels
6. Lichaamsgewicht en aandacht in Ki-punt

De natuurlijke looptechniek

1. Je lichaam is volledig ontspannen
2. Kantelen vanuit de enkels naar voren
3. Hoek van kantelen bepaalt de snelheid
4. Hielen optillen
5. Armen 90 graden, ellebogen op wieltjes
6. Knieën laag houden
7. Dansende loopfrequentie (180 beats p/m)
8. Voeten landen onder lichaam

De Ki-flow

1. Hoor bewust omgevingsgeluiden (vogels etc.)
2. Zachte ogen (de 180 gradenblik)
3. Ki laten stromen uit handen en voeten
4. Natuurlijke ademhaling vanuit onderbuik

De Ki-mile

START

- Waterdruppels afslaan (1 min.)
- Springen vanuit squadhouding (1 min.)
- Stretchen en lang maken (1 min.)

KI-MILE (1.609 meter)

- Let op houding, looptechniek en Ki-flow

FINISH

- Ademoefening (ritme 3-3-4)
- Koud afdouchen

Door Hans Peter Roel zijn de volgende boeken geschreven:

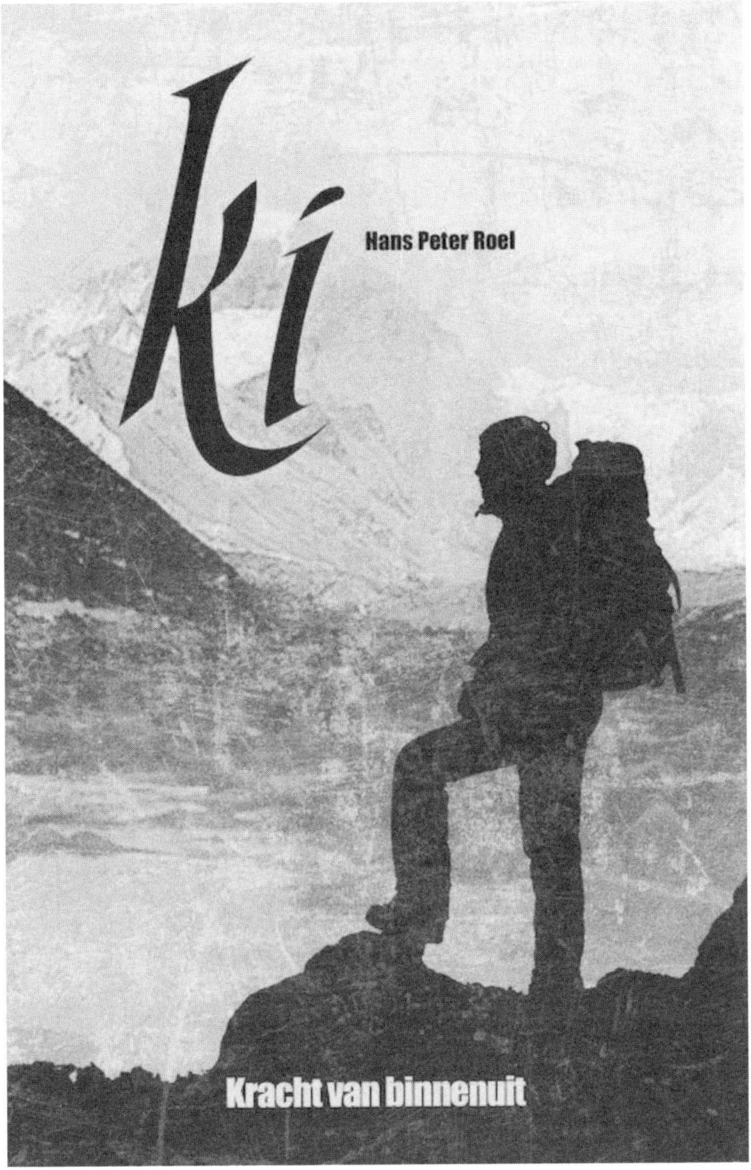

Ki
Hans Peter Roel
Kracht van binnenuit

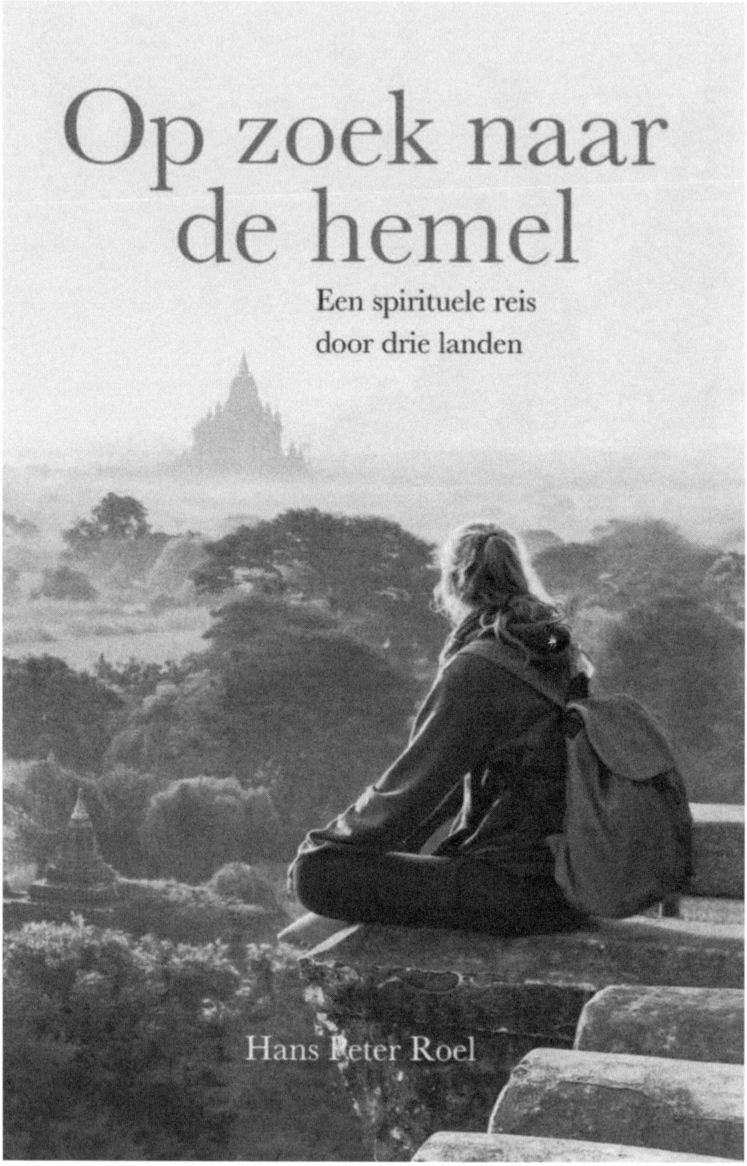
Op zoek naar
de hemel
Een spirituele reis
door drie landen
Hans Peter Roel

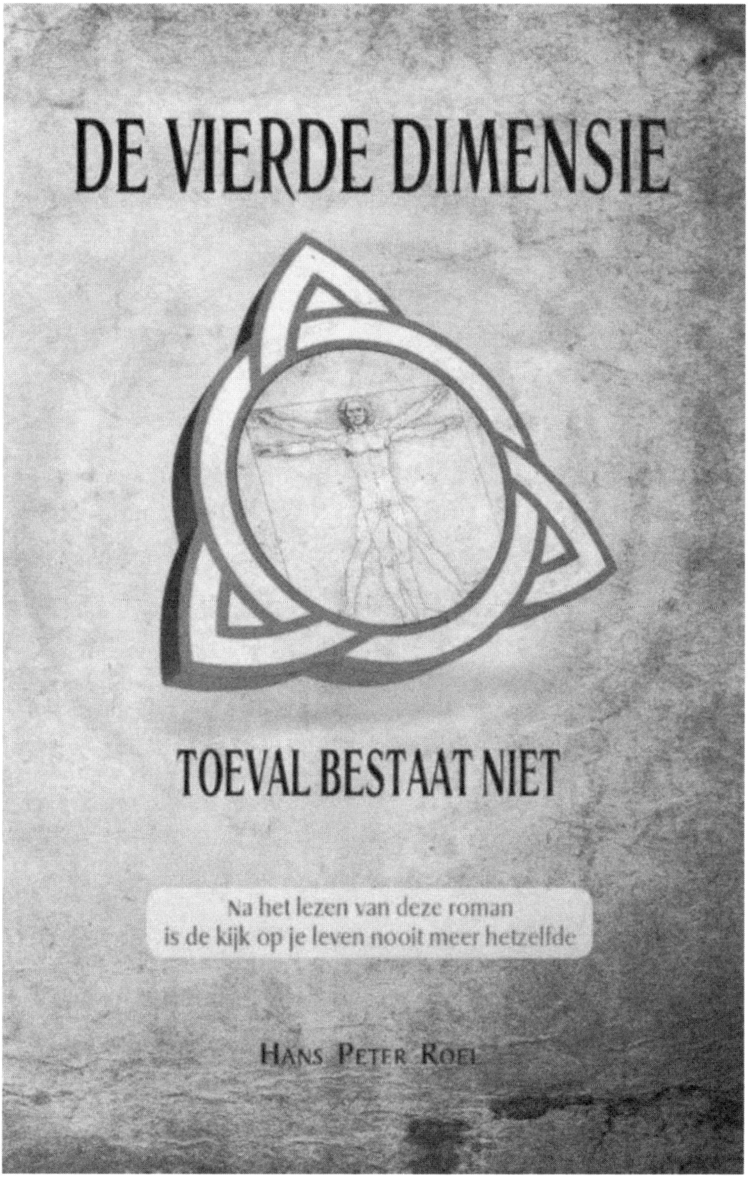
DE VIERDE DIMENSIE
TOEVAL BESTAAT NIET
Na het lezen van deze roman
is de kijk op je leven nooit meer hetzelfde
HANS PETER ROEL

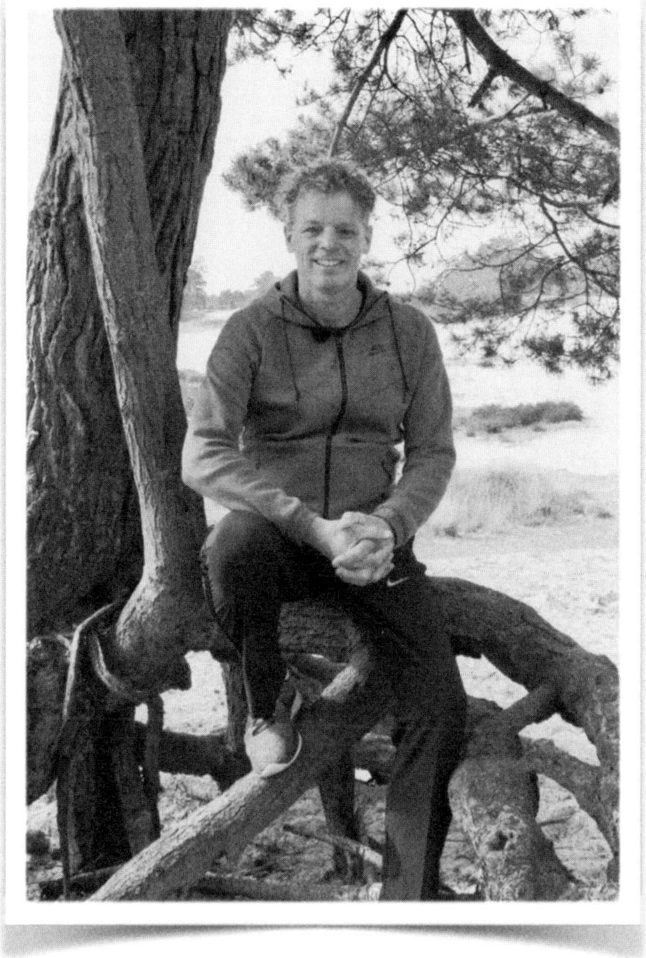

Hans Peter Roel

Hij liep verschillende marathons en de 900 km lange tocht naar Santiago de Compostela.Hans Peter inspireert en heeft het talent om mensen in beweging te zetten.
www.hanspeterroel.nl

N.E.X.T. Company

De visie van uitgeverij N.E.X.T. Company is boeken te publiceren, die een bijdrage leveren aan een betere wereld. Wij geloven dat mensen geïnspireerd kunnen worden door woorden en boeken van betekenis.

info@nextcompany.nl
www.nextcompany.nl